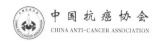

中国抗癌协会
CHINA ANTI-CANCER ASSOCIATION

C-HIPEC技术

中国肿瘤整合诊治技术指南（CACA）

CACA TECHNICAL GUIDELINES FOR HOLISTIC INTEGRATIVE MANAGEMENT OF CANCER

2023

丛书主编：樊代明

主　编：崔书中　朱正纲　梁　寒

　　　　王西墨　王锡山　林仲秋

U0244794

天津出版传媒集团

天津科学技术出版社

图书在版编目(CIP)数据

C-HIPEC技术 / 崔书中等主编 . -- 天津 : 天津科学
技术出版社, 2023.6
("中国肿瘤整合诊治技术指南(CACA)"丛书 /
樊代明主编)
ISBN 978-7-5742-0878-0

Ⅰ.①C… Ⅱ.①崔… Ⅲ.①肿瘤—热疗法 Ⅳ.
①R730.59

中国国家版本馆CIP数据核字(2023)第036429号

C-HIPEC技术
C-HIPEC JISHU
策划编辑：方　艳
责任编辑：张建锋
责任印制：兰　毅
出　　版：天津出版传媒集团
　　　　　天津科学技术出版社
地　　址：天津市西康路35号
邮　　编：300051
电　　话：(022)23332390
网　　址：www.tjkjcbs.com.cn
发　　行：新华书店经销
印　　刷：天津中图印刷科技有限公司

开本787×1092　1/32　印张5　字数77 000
2023年6月第1版第1次印刷
定价：60.00元

编委会

丛书主编

樊代明

主　编

崔书中　　朱正纲　　梁　寒　　王西墨　　王锡山　　林仲秋

副主编

陶凯雄　　李　雁　　丁克峰　　姜小清　　王振宁　　王丹波
程向东　　李子禹　　胡建昆　　熊　斌　　蔡国响　　李乐平
吴小剑　　张相良　　彭　正　　郑颖娟

编　委（以姓氏拼音为序）

巴明臣	鲍学斌	毕小刚	蔡国响	曹家庆	陈环球
陈笑雷	程向东	崔书中	狄茂军	丁克峰	范江涛
房学东	冯飞灵	高雨农	郭培明	韩　媛	何　勉
何显力	洪　莉	侯明星	胡建昆	胡文庆	黄广建
季　刚	姜小清	揭志刚	靖昌庆	雷子颖	李　丰
李红雨	李建生	李　晶	李乐平	李　雁	李永翔
李云峰	李子禹	梁　斌	梁　寒	梁　巍	林仲秋
刘建华	刘乃富	刘也夫	逯　宁	牟洪超	庞明辉
庞志刚	裴海平	裴　炜	彭　正	曲芃芃	石卫东
石　彦	宋　军	孙　浩	孙立峰	覃新干	覃宇周
谭晓冬	唐鸿生	陶凯雄	田艳涛	王丹波	王道荣

王　冬　　王桂华　　王　晶　　王　珂　　王　宽　　王　莉
王　权　　王曙逢　　王　伟　　王西墨　　王锡山　　王小忠
王玉彬　　王振宁　　魏寿江　　温珍平　　吴川清　　吴小剑
吴晓梅　　吴印兵　　夏亚斌　　熊　振斌　　徐泽宽　　徐志远
薛　敏　　严　超　　严志龙　　杨　振辉　　尧永华　　叶　峰
叶建新　　易为民　　尹兰宁　　张　辉　　张慧峰　　张明生
张相良　　赵　刚　　赵　平　　赵　群　　赵晓宁　　郑颖娟
支国舟　　周岩冰　　朱正纲

执笔人

崔书中　　雷子颖　　唐鸿生　　韩　媛　　蔡国响　　李　晶
冯飞灵　　张相良

秘　书

雷子颖　　罗嘉莉

目录 Contents

第一章

C-HIPEC历史沿革

一、C-HIPEC诞生背景

热疗（hyperthermia）是一种既古老又新兴的治疗技术，主要运用物理能量在人体全身或局部积聚产生热效应并维持一定时间，使肿瘤组织上升至有效治疗温度，利用肿瘤组织和正常组织对温度耐受力的特殊性差异，达到既杀灭瘤细胞又保护正常细胞的治疗技术。5000年前古埃及就曾用热疗治疗乳腺癌，希波克拉底曾预言："药物不能治用手术治，手术不能治用热疗治，热疗不能治就无法治"。19世纪80年代以来，陆续有患者高热后肿瘤消退的报道，随后不断有研究发现热疗联合其他疗法可增强肿瘤疗效。随着机制和疗效不断明确，热疗已逐渐成为肿瘤整合治疗的重要手段。近年来，随着热疗生物学和物理学的不断发展，自动化、信息化、智能化、临床应用功能全面的设备的不断问世，热疗在肿瘤整合诊治中的作用越来越得到医学界重视。1985年热疗被美国FDA公认为继手术、放疗、化疗和生物治疗后第五大治疗技术。2009年原卫生部把肿瘤深部热疗技术列入《首批允许临床应用的第三类医疗技术目录》。

热疗可激活机体抗瘤免疫应答能力，从而调动机体自然力来控肿瘤，热疗引入肿瘤整合治疗后将改变单纯杀瘤思路，重视调动人体自然力来控肿瘤，达到有效抑制肿瘤生长和重塑人体内环境平衡的目的。热疗作为肿瘤治疗的有效方法在临床上已广泛应用，并显示良好疗效。热疗技术根据治疗范围不同分为全身、局部和区域热疗等；根据治疗温度不同分为中低温热疗（39℃~42℃）、常规热疗（42℃~45℃）、高温热疗（45℃~60℃）和热消融治疗（60℃~90℃）等；根据治疗方式不同分为单纯外照射热疗、组织间热疗及体腔内热疗等。体腔内热疗根据治疗部位不同，又可分为腹腔热灌注治疗、胸腔热灌注治疗及膀胱热灌注治疗。

体腔热灌注治疗技术是将热疗和化疗相整合起来治疗肿瘤，传统上主要用恒温水浴箱将灌注液加热至有效治疗温度后，通过动力泵将其灌注到患者腹腔、胸腔或膀胱，然后引流至体外专用灌注设备进行持续循环灌注。该法通过动态持续循环加热方式可有效控制进入体腔灌注液的温度，灌注液处于流动状态，当流速达400~600mL/min时，体腔内灌注液温度基本可与进水温度保持一致。临床上也有非循环热灌注疗法，但灌注液温度控制不稳定，且受流速影响大，灌注缓慢不能及时补充热量散失，灌注过快又达不到既定温度，可控性差且液体易于积聚在腹腔、胸腔内凹陷或较低部位，达不到最佳临床疗效。

国内外对该技术进行不断探索，使体腔热灌注治疗技术日趋成熟，治疗设备也在不断创新和改进，在预防和治疗恶性肿瘤的腹/胸膜种植转移、恶性体腔积液及膀胱癌经电切除术后复发中取得了良好的疗效。但传统体腔热灌注治疗技术无临床治疗指南，无统一技术标准和操作规范，加热和灌注方法各异，控温不精准、灌注液无法完全充盈整个体腔而有治疗盲区，达不到该技术安全有效最大化，在一定程度上限制了体腔热灌注治疗疗效及其推广。

腹腔热灌注化疗（Hyperthermic Intraperitoneal Chemotherapy，HIPEC）是指将含化疗药物的灌注液加热到治疗温度、灌注到患者腹腔内并维持一定时间，以预防和治疗腹膜肿瘤及其引起的恶性腹水。该技术通过热疗、化疗、热化疗协同及机械冲刷作用可有效控制残余瘤组织和游离瘤细胞，显著提高腹膜肿瘤的整合疗效。自1980年HIEPC首次运用至今，国内外对HIPEC进行了不断探索，以欧美国家为代表的腹膜表面肿瘤国际协作组联盟（Peritoneal Surface Oncology Group International，PSOGI）推荐的HIPEC技术，特点是大剂量单药单次HIPEC治疗，药物主要使用奥沙利铂360~460 mg/m²或丝裂霉素30~50 mg/m²，方法多采用开放式（30 min）或闭合式（60~90 min），推荐使用治疗温度在41℃~43℃不等，且升温及灌注方法差别也很大，尤其控温精度不足，临床疗效存在较大差异，由于标准不一，尚不能科学地评价其安全性和疗效，无法体现HIPEC的确切疗效，该技术标准是否适于中国肿瘤患者值得商榷。

中国腹腔热灌注化疗（China Hyperthermic Intraperitoneal Chemotherapy，C-HIPEC）就是在这种背景下诞生的一种精准化和规范化的治疗技术。

二、C-HIPEC历史沿革

HIPEC诞生以来，国内外都在不断完善技术，各种设备不断迭代。1980年Spratt等认为早期HIPEC并未考虑人体腹腔温度较为恒定，提出将灌注液加热至高于腹腔温度以促进控瘤，并减少并发症。1988年Fujimoto等根据瘤细胞与正常细胞热耐受性的差异，提出腹腔内热灌注化疗概念。1989年Beaujard等研发了一台更新的HIPEC设备，在2000年报道了源于消化道的腹膜肿瘤治疗效果，发现HIPEC对<5mm的腹膜恶性转移灶具独特

疗效。其间，1995年Sugarbaker发现了细胞减灭术（cytoreductive surgery，CRS）可最大程度切除肿瘤累及器官及浆膜，然后用HIPEC可控制残余瘤组织和游离瘤细胞，从此CRS+HIPEC的全新治疗理念飞速发展并在全球应用，对防治恶性肿瘤腹膜转移、提高患者生存率和生存质量疗效显著。

HIPEC经历了近40年的不断发展，主要有几种技术变迁：①灌注液加热后直接灌注法；②腹腔灌注液体外加热法；③恒温水浴箱或微波持续升温灌注法；④C-HIPEC技术。

国内学者早在2002年就率先开展了HIPEC研究，2006年研制成功拥有自主知识产权的HIPEC治疗系统，2009年获国家食品药品监督管理总局批准的Ⅲ类医疗器械注册证，同时研发成功配套的高精度体腔热灌注治疗设备和专用治疗管道组件，控温和测温精度达±0.1℃，不仅可高精度控温，且可将恒温液体持续循环灌入体腔内，并建立了高精度、大容量、持续循环、恒温灌注的中国-HIPEC技术方法，简称C-HIPEC。在此基础上，制定了C-HIPEC技术标准，疗效受到同行认可并在全国广泛推广。从原来简单粗糙的加热灌注HIPEC到目前精准控温的C-HIPEC，技术的不断迭代为HIPEC发展提供了良好基础，也将我国的HIPEC带入了崭新领域。

CACA指南《C-HIPEC技术》是以整合医学理念为引领，聚焦中国腹膜肿瘤流行病学特征及国人遗传背景，重点贯彻"评-扶-控-护-生（ASCPS）"全新医疗技术理念，为广大医务工作者提供肿瘤全程管理的技术应用指南。C-HIPEC有别于既往传统的HIPEC技术，是一项高度规范化和精准化的HIPEC治疗技术，为传统手段无法解决的腹膜转移医学难题提供了一种安全有效的治疗方法，已成为腹膜肿瘤防治领域不可或缺的关键技术。肿瘤治疗的"C-HIPEC模式"使C-HIPEC技术的临床应用更加科学合理，在腹膜肿瘤整合诊治中发挥重要作用。

（1）评：C-HIPEC技术是腹膜肿瘤整合治疗中一种安全有效的治疗手段，术前、术中及术后全程管理均需对患者行全面细致的评估，涵盖手术、操作、麻醉、护理、心理等各个细节的整体、综合评估，要严格把控技术的适应证和禁忌证。

（2）扶：扶正固本、支持治疗，为实现C-HIPEC技术最佳临床疗效，确保该技术安全有效最大化，要求在治疗前、中、后不同阶段，外科医师、内科医师、麻醉师、C-HIPEC专业技术人员及护理人员等组成C-HIPEC团队，对患者生理、心理等各方面进行适当的整合调理。

（3）控：C-HIPEC利用热疗与化疗的协同抗癌效应，可有效控制腹腔内微小的残余瘤组织和肉眼难以发现的游离瘤细胞的生长，热疗可激活机体自身抗肿瘤免疫应答能力，既重视控制肿瘤生长又可调动人体内在能力来治疗肿瘤，达到有效抑制肿瘤生长和重塑人体内环境新平衡的目的。

（4）护：C-HIPEC的最大优势是局部区域热化疗，热疗利用肿瘤和正常组织对温度耐受力的差异，既可抑制瘤细胞生长又保护正常细胞；腹膜-血浆屏障限制化疗药物从腹腔吸收入血可降低其全身毒性而保护重要器官。C-HIPEC相关不良反应可防可控，本指南也介绍了对心、肺、肝、肾等重要脏器的保护策略以及相关并发症的预防与处理措施。

（5）生：C-HIPEC技术主要用于原发和继发性腹膜肿瘤的整合治疗，高精度、大容量、持续循环、恒温灌注的C-HIPEC技术在防治恶性肿瘤腹膜转移方面疗效显著，可明显提高肿瘤患者远期生存率和生存质量，这是"双生"的重要体现。

第二章

C-HIPEC技术体系

一、C-HIPEC定义

C-HIPEC是指高精度控温、大容量充盈、持续循环、恒温灌注的HIPEC技术。其特点是体内外双循环热交换控温可使腹腔灌注液维持设定的恒温，从而提高控瘤效果，目前已广泛应用于胃癌、结直肠癌、卵巢癌、腹膜假黏液瘤（pseudomyxoma peritonei，PMP）、肝癌、胆管癌、胰腺癌、腹膜恶性间皮瘤（malignant peritoneal mesothelioma，MPM）等继发及原发性腹膜肿瘤的治疗，并取得显著疗效。

二、C-HIPEC原理

（1）利用瘤组织与正常组织对温度耐受阈值不同的特点，通过热效应靶向杀伤瘤组织。瘤细胞在43℃中被高温液体浸泡和冲刷，可出现不可逆热损伤，而正常组织可在47℃高温中耐受1小时。

（2）"腹膜-血浆屏障"限制腹膜对大分子药物的吸收，C-HIPEC的药物浓度比静注药物高20~1000倍，热疗可增强药物对腹膜肿瘤的直接杀伤效应；与静脉化疗相比，可大大减轻全身不良反应。

（3）热疗具多重热效应，可干扰瘤组织糖无氧酵解，造成酸性环境，使瘤组织散热下降或形成微小血管栓塞，造成瘤细胞缺氧、酸中毒、营养障碍；可抑制瘤血管再生及破坏瘤细胞稳态，诱导瘤细胞变性坏死；热疗在细胞水平可激活溶酶体，破坏胞浆、胞膜并直接导致S期或M期细胞死亡。

（4）热疗能增强化疗药物对瘤组织的渗透性和敏感性，甚至可穿透并针对腹膜或浆膜下层的瘤细胞，深度可由1~2mm提高至5mm。

（5）腹腔在持续循环灌注下，可对腹腔游离瘤细胞和腹膜微小转移灶起物理机械性冲刷作用，有效控制腹腔残留瘤细胞和微小瘤结节生长。

（6）热疗可直接导致瘤细胞膜的蛋白变性，使多分子复合物如受体、转导或转录酶功能失调，还可干扰蛋白质合成；热休克蛋白被高热激活，诱发免疫系统产生控瘤效应，导致肿瘤蛋白变性，阻断新生血管形成。

三、C-HIPEC技术标准

（1）开放式或闭合式：腹腔开放状态下或关闭腹腔后行C-HIPEC治疗。

（2）化疗药物：根据原发肿瘤的静脉化疗常用药物和敏感药物，选择穿透性高、分子量大、腹膜吸收率低、具有热协同作用、腹膜刺激性小的化疗药物。

（3）化疗药物剂量：参考全身系统化疗剂量。

（4）温度：43±0.1℃。

（5）时间和次数：60~90 min，每次间隔不少于24小时；预防性：1~2次，治疗性：1~3次，根据病情可酌情增加次数，行3~5次。

（6）容量：有效灌注液一般为4~6 L，以腹腔充盈为原则。

（7）速度：400~600 mL/min。

四、C-HIPEC化疗药物

腹腔内局部给药比静注具更佳药代动力学活性，药物选择须有直接细胞毒性，与热疗具协同作用且全身毒性低。根据个体和具体肿瘤情况、化疗药物特性、肿瘤敏感性等选择合适药物。剂量原则上以全身化疗为准，可据患者年龄、身体状况、耐受性和骨髓增生能力等适当调整。如联合用药，建议C-HIPEC治疗前后间隔2周以防骨髓抑制；使用顺铂常规行水化处理，硫代硫酸钠可缓解顺铂肾脏毒性，推荐硫代硫酸钠$9g/m^2$+0.9%NaCl 150ml，入泵40 min内滴注，从C-HIPEC开始即用药（首剂）；硫代硫酸钠$12g/m^2$+0.9%NaCl 1000mL，入泵首剂后维持6 h；使用紫杉醇常规预防过敏。常用化疗药物有：

（1）胃癌：奥沙利铂、丝裂霉素、顺铂、多西他赛、伊立替康等。

（2）结直肠癌：奥沙利铂、丝裂霉素、伊立替康、雷替曲塞等。

（3）卵巢癌：顺铂、多西他赛、伊立替康等。

（4）PMP：奥沙利铂、丝裂霉素、顺铂、表柔比星等。近年雷替曲塞等治疗结直肠癌腹膜转移取得一定效果，也可用于PMP治疗。

（5）MPM：顺铂、培美曲塞等。

（6）肝胆胰癌：奥沙利铂、丝裂霉素、多西他赛、顺铂、表柔比星、吉西他滨等。

五、C-HIPEC灌注液

常用灌注液有生理盐水、5%葡萄糖、蒸馏水等，容量一般控制为4~6L，保持腹腔充盈灌注，构建通畅的内循环系统。奥沙利铂使用生理盐水稀释易致药效不稳，故选择5%葡萄糖为稀释液，但患有糖尿病者，应慎用或不用。

六、CRS定义

CRS指在C-HIPEC前尽可能完全切除腹腔内肉眼可

见肿瘤，可从腹膜壁层和脏层切除所有累及肿瘤，包括受累器官、组织、腹膜及相关区域淋巴结，争取将残瘤最大径减小至0.25 cm以下。同时需整合考虑患者状况、围手术期治疗、腹膜转移程度、远处转移及手术风险和并发症等，不是所有腹膜病灶都能被切除，行CRS前应全面评估患者情况并详细记录腹膜肿瘤指数（PCI）。

（一）术前PCI评分

PCI评分是临床常用的腹膜肿瘤分期系统，将腹部分成13个区域：通过两侧肋弓最低点的水平线、两侧髂前上棘最高点的水平线及双侧锁骨中线，将腹腔分为9个区域（0~8）：左、右上腹，上腹部，左、右腰部，中央区，左、右髂窝及盆底部；小肠分为4个区域（9~12）：空肠上、下段，回肠上、下段；共13个区域，对每个区域病灶大小（Lesion Size，LS）进行评分。各区LS分值累加即为PCI评分，总评分为0~39分。

（二）区域内肿瘤LS评分

①无肉眼可见肿瘤：0分。②肿瘤直径<0.5 cm：1分。③肿瘤直径0.5~5.0 cm：2分。④肿瘤直径>5.0 cm或肿瘤融合：3分。

PCI>20分应谨慎考虑手术。PCI分数与术后生存率和生存质量密切相关，对预测腹膜肿瘤患者生存率、并发症发生率及死亡率有重要参考价值，与CRS联合C-HIPEC为主的整合治疗疗效也密切相关，PCI是一种相对合理的腹膜肿瘤严重程度评价方法。

（三）术后CRS评价标准

CRS后需行细胞减灭程度（completeness of cytore-duction，CCR）评估，常用CCR评分法，残余瘤病灶<0.25 cm（CCR-0和CCR-1）为满意CRS。

术后CCR评分：①无肉眼可见瘤结节：CCR-0。②残余瘤径<0.25 cm：CCR-1。③残余瘤径0.25~2.5 cm：CCR-2。④残余瘤径>2.5 cm或腹部任何部位存在无法切除的病灶：CCR-3。

七、C-HIPEC模式

C-HIPEC模式包括预防模式、治疗模式和转化模式：

（1）预防模式：肿瘤根治术（curative intent surgery，CIS）CIS+HIPEC，即C-HIPEC，适用于行CIS后的腹膜转移高风险患者。C-HIPEC治疗可预防性清除腹腔游离瘤细胞及微小、亚临床病灶，能预防腹膜肿瘤发生和提高治愈率。

（2）治疗模式：CRS+HIPEC，即C-HIPEC，适用于行CRS后的腹膜肿瘤患者。经C-HIPEC治疗，争取使部分细胞减灭程度满意（CCR-0、CCR-1）患者达临床治愈，非满意（CCR-2、CCR-3）患者可提高生存率及生活质量。

（3）转化模式：Conversion+HIPEC，即C-HIPEC，适于首诊腹腔广泛转移或伴大量腹水的腹膜肿瘤患者。经C-HIPEC联合全身整合治疗后，争取瘤灶减少和缩小后转化为CRS+HIPEC。

八、C-HIPEC平台要求

C-HIPEC技术是将化疗与热疗相结合的治疗手段，需很好的技术平台控制灌注液温度及流量精度，因此，除手术器械外，C-HIPEC技术平台还需体腔热灌注治疗设备、配套管道系统、专用灌注和引流管及实时测温组件等组成。

体腔热灌注治疗设备是开展C-HIPEC技术的支撑平台，也是临床疗效和不良反应的决定性因素。C-HIPEC技术平台具有控温精度高、灌注流速控制精度高的特点。该技术平台采用内外两条相互独立的密闭循环回路。内循环系统将混合有化疗药的灌注液在腹腔内和灌注袋之间循环流动，确保回路中灌注液处于绝对无菌状态；外循环液体为密闭热源循环系统，根据实时所需进行热量交换；内、外循环回路通过高效热交换器进行热能传递，系统自动控制灌注液温度，使其维持在设定的治疗温度。

C-HIPEC治疗管路需与专用灌注、引流管与体腔热灌注治疗系统配合使用，用于治疗液体的体外加热、循环，集成了高效热交换、药液双重超微过滤、精准测温、药液流动换向以及大容量存储等功能。C-HIPEC外循环系统包括加热器、制冷器、外循环泵等，内循环系统包括内循环泵、人体等；外循环系统通过热交换器给内循环补充热量损失，内循环系统与人体腔相连通，与体腔构成闭合循环系统，液体为药液，容量4~6L，在C-HIPEC过程中可根据需要添加，确保流量控制精度在±5%，治疗温度在±0.1℃，保证临床治疗的安全。

C-HIPEC治疗需要精准实时测温，要求在适当的位置、精准的测温传感器进行实时测温，才可进行精准控温以保持体腔持续循环恒温。C-HIPEC治疗过程由大容量、均匀的药液持续循环流动，可采用较少的测温传感器。无损测温是一种非损伤性测温方法，不仅能测出表面，还可测出三维空间，是一种可与热疗同步进行的测温方法。C-HIPEC应用无损测温能实现整个靶区测温，具有测温精度高、抗干扰能力强、使用方便等优点，已在临床广泛应用。C-HIPEC测温组件体积小，可通过导管放入体内，测量方法简单易行，测量工具与加热设备互不干扰；时刻监测被透热组织的温度是否在相应范围内，确保热疗的安全性和有效性。C-HIPEC技术平台的测温和控温精度均在±0.1℃范围内，通过大量临床应用已证实其安全可靠性，是目前最理想的技术平台。

九、C-HIPEC团队建设

C-HIPEC团队的默契配合才能保证C-HIPEC顺利实施，是提高临床疗效的关键。C-HIPEC团队需要包括外科医生、内科医生、麻醉师、C-HIPEC专业技术人员及护理人员等组成。

C-HIPEC是在外科腹腔温热化疗基础上开展起来的腹腔局部化疗方法。C-HIPEC团队要有扎实的外科或腹腔镜手术基本功，具有丰富的临床工作经验及娴熟的手术操作技能，对C-HIPEC技术有深入研究，通常由临床外科专家、教授主导，需对肿瘤负荷有充分认知，对C-HIPEC具有深刻理解，制定合理的外科手术及C-HIPEC

治疗方案，做到有的放矢，在麻醉医师安全麻醉下，带领团队全面把控手术进程，确保手术安全实施及C-HIPEC顺利进行。

C-HIPEC专业技术人员要经过专业技术规范化培训、获得从业资格证的临床医师或高年资护师，能熟练掌握C-HIPEC理论和完成C-HIPEC技术。C-HIPEC专业技术人员要妥善放置灌注管、引流管的位置，防止管道扭曲、弯折、受压等；严密观察各条灌注管内灌注液的流动是否顺畅以及储液袋内剩余液量的波动幅度，灌注过程中患者是否出现饱胀感、胀痛感等不适。需熟练掌握C-HIPEC术中故障处理方法和管道滑脱的紧急处理预案，灌注管堵塞的处理可通过调低流速或打开治疗管道间短路，再按流程处理；密切监测治疗仪的温度曲线，曲线出现异常波动时及时查找原因及解决。

护理质量直接关系到C-HIPEC能否顺利进行、切口能否愈合良好、术后康复效果等。为保证C-HIPEC的顺利进行，可采用口头健康教育、阅读书面健康教育资料、观看多媒体教材等形式进行健康宣教。详细记录C-HIPEC术后患者腹部留置4条灌注管的部位、目的以及注意事项。各引流管应标识清楚、妥善固定、长短适中，过长妨碍引流，过短影响患者床上活动且易被拉出。防止引流管受压、扭曲、折叠，保持引流通畅。妥善固定各条腹腔灌注管，记录各条管道的走行方向与置入深度，标识清晰。需特别注意管道滑脱高风险人群，包括存在意识障碍、活动能力受限、精神状态欠佳及呃逆、呛咳等患者，应及时进行风险评估。对于高危患者，及时制定防止管道滑脱的计划，加强管道固定，使用安全警示标志和加强巡视，做好交接班记录。对烦躁不安或意识不清者可适当约束，需先向家属做好解释并知情同意后再实施约束护理。

一个合格的C-HIPEC团队不仅要对患者解剖结构非常熟悉，还要有丰富C-HIPEC应用经验。只有对C-HIPEC各个环节的反复学习及规范化训练，才能完成标准的C-HIPEC治疗，也让患者感受到C-HIPEC所具有的局部治疗优势，显著提高C-HIPEC治疗效果，提升患者生存率和生存质量。

第三章

C-HIPEC操作规范

一、C-HIPEC分类

C-HIPEC技术按照实施时机分为术中C-HIPEC和术后早期C-HIPEC。

（1）术中C-HIPEC：指在CIS或CRS术中，在手术室进行C-HIPEC。优势是术中即以大量灌注液冲洗腹腔内的创面，将肉眼不可见的瘤细胞、炎症因子、纤维素、血凝块等可能引起术后炎症包裹形成粘连的因素冲洗干净，在控瘤同时减少术后炎性粘连，有证据证实，术中C-HIPEC不会增加吻合口漏和出血风险。

（2）术后早期C-HIPEC：指术后1周内行C-HIPEC。术后超过1周再行C-HIPEC可因腹腔内粘连影响疗效。对病情较重、手术较大，吻合口漏和出血风险大者，术中立即C-HIPEC可能不合适，经几天观察、确认排气安全后再行C-HIPEC，但预防性C-HIPEC最好在一周内完成。对行CRS者，可能需要3~5次C-HIPEC，一方面患者病情可能较重、手术较大，另一方面需要更多次数C-HIPEC治疗才能达到更好疗效，术后尽早完成C-HIPEC，最好不超过15天。

二、C-HIPEC麻醉与镇静

C-HIPEC术中非全麻下的辅助镇静与镇痛：B超引

导C-HIPEC可在辅助镇静与镇痛下进行，需全程监测生命体征。推荐常用镇静药物：右美托咪定；镇痛药物：地佐辛和羟考酮。方法：①右美托咪定0.5 ug/kg溶入100 mL生理盐水缓慢静滴（10~20分钟滴完）。②地佐辛10 mg溶入10 mL生理盐水缓慢静注。③如镇静镇痛效果不理想，可给予羟考酮10 mg用生理盐水稀释为1 mg/mL，缓慢推注3~5 mg；3分钟后评效仍不佳时，追加药量1~2 mg，可反复追加直至疼痛缓解，若羟考酮10 mg用完仍不能达良效，应在麻醉医生指导下追加其他镇静镇痛药物或改为全麻。

（一）C-HIPEC标准化麻醉操作规程

（1）麻醉前评估：

①根据美国心脏病学会（ACC）/美国心脏病协会（AHA）和欧洲心脏病学会（EHA）指南及美国麻醉医师协会（ASA）术前评估指南，对患者进行评估。②严重系统性疾病、危重患者暂缓C-HIPEC。

（2）麻醉前准备：

①改善患者营养状况，如：贫血、低蛋白血症等。②纠正现有合发症，如：高血压、糖尿病等。③常规禁饮禁食，术前留置胃管，腹腔置管行C-HIPEC治疗者术

前都视为饱腹患者，需行胃肠减压。

（3）麻醉中监测和输液：

①监测：常规 HR、BP、ECG、SPO_2；气管插管全麻可加测 $PaCO_2$、CVP、ART、体温及血气分析等。②补液：晶体液，如醋酸林格钠和钠钾镁钙葡萄糖注射液等；胶体液，如羟乙基淀粉和琥珀酰明胶等。

（4）麻醉方式分类：

①非气管插管静脉全身麻醉：一般用于超声引导下置管和第 2、3、4、5 次 C-HIPEC；②气管内插管全身麻醉：腹腔镜或开腹探查置管。

（5）非气管插管静脉全身麻醉：

1）常用药物：①地佐辛——新型的阿片受体激动-拮抗剂，最大优点对呼吸抑制小，对心脏及循环几乎无影响，镇静作用弱，同时具有较强镇痛作用，镇痛强度略低于吗啡，但起效时间快，成瘾性小。②羟考酮——为半合成纯阿片受体激动药，μ 受体和 κ 受体双激动，对内脏痛效果更佳。③右美托咪定——新型镇静催眠药，高度选择性 $α_2$-肾上腺受体激动剂，与其他镇静药比，呼吸影响小，具有镇痛作用及血流动力学稳定等优点。有文献表明，右美托咪定有脏器保护作用。④丙泊酚——非巴比妥类静脉麻醉药（效果不佳时使用），丙泊酚2.5mg/kg催眠作用起效迅速（一次臂-脑循环），90~100 s达最大效应。单次注射丙泊酚引起意识消失的半数有效剂量（ED50）为1~1.5mg/kg。丙泊酚麻醉时血药浓度下降不到50%时即可苏醒，麻醉苏醒快，恶心呕吐发生率低。⑤舒芬太尼—麻醉性镇痛药（效果不佳时使用），舒芬太尼为苯哌啶衍生物，结构与作用类似芬太尼。为强效麻醉性镇痛药，镇痛强度约为芬太尼5~10倍，主要作用于μ受体。

2）麻醉方案：地佐辛10mg+羟考酮5mg+右美托咪定0.5ug/kg，效果不佳时追加羟考酮2mg（间隔3min如果效果不佳继续追加同等剂量，可反复追加），如效果还不理想，可考虑加用小剂量丙泊酚、舒芬太尼、氢吗啡酮和凯酚等其他镇静镇痛药物，也可以辅助神经阻滞麻醉（如腹横肌平面阻滞等）或改插管全麻。

（6）气管内插管全身麻醉：

1）术前用药：主要目的包括镇静、镇痛、降低应激反应和减少某些麻醉药物的副作用。常用药物有：①安定镇静药——咪达唑仑，作用：镇静、催眠、抗焦虑、抗惊厥，并具有顺行性遗忘的作用，对呼吸循环影响小。②抗胆碱药物——阿托品、东莨菪碱或盐酸戊乙奎醚（长托宁）等，作用：抑制多种腺体分泌和迷走神经反射。③麻醉性镇痛药——吗啡、哌替啶，作用：提高患者痛阈，与全身麻醉药物有协同作用。

2）麻醉管理：全麻诱导可选吸入诱导、静脉诱导与复合诱导。目前临床常用的是快速静脉诱导气管插管，可静脉注射咪达唑仑、依托咪酯、丙泊酚、芬太尼、舒芬太尼、瑞芬太尼、罗库溴铵、顺式阿曲库铵等。根据手术大小、时间长短和患者情况，选用单纯吸入或静吸复合方法进行麻醉维持。患者如合并冠心病则不宜使用丙泊酚、硫喷妥钠、异氟烷等药物。

三、术中重要脏器保护

C-HIPEC的热灌注液和化疗药，可能会对心脏、肺脏、肝脏和肾脏等重要器官带来一定影响，最常见并发症包括心律失常、肺水肿、肝功损伤和肾损伤等。

（1）心脏：高热较易诱导心律失常，一旦出现应行血气分析，纠正水电解质紊乱和酸碱失衡，必要时抗心律失常药控制，如可用艾司洛尔或胺碘酮控制心率。

（2）肺：体温持续升高可使氧耗增加，需保持环境安静、空气流通，给予吸氧，或提高呼吸机氧浓度，并监测血氧饱和度，必要时用呼吸末正压通气。

（3）肝脏：高浓度化疗药可经门静脉吸收入肝，药物选择不仅考虑疗效，还要考虑对肝的损伤，围手术期可行护肝治疗，预防或减轻肝损伤发生。

（4）肾脏：大量灌注液会增加腹腔压力，减少肾脏血流，造成肾灌注不足，致肾功能一过性受损。部分化疗药还可造成肾损伤，尽量减少肾代谢药物，注意观察围手术期尿量和肾功能变化，必要时利尿和保肾治疗。

四、C-HIPEC操作规范

（一）C-HIPEC置管规程

近年，C-HIPEC已用到微创外科领域，腹腔镜辅助或B超引导穿刺置管行C-HIPEC充分应用微创优势，并获更好效果。C-HIPEC置管方法有：开腹手术中置管、腹腔镜术中置管、B超引导下经穿刺器置管。通过右上腹或左上腹的戳孔分别将腹腔热灌注治疗专用管道放置在盆腔左侧或右侧最低位；通过右下腹或左下腹的戳孔分别将腹腔热灌注治疗专用管道放置在肝肾隐窝、脾门处。C-HIPEC置管时应尽量避免进水管放置在吻合口周围。

1.开腹置管

用于恶性肿瘤开腹术后，通常在CIS或CRS结束后进行。开腹 CIS 联合 C-HIPEC，一般要求在全麻下完成，住院时间长、治疗费用多、患者创伤大，多适于术前检查提示腹腔粘连严重无法行腔镜或 B 超引导下置管者。CRS 联合 C-HIPEC 则整合利用手术、区域化疗、热疗和大容量液体的灌洗作用，清除腹腔内游离的瘤细胞和微小癌灶。

可在腹腔四个象限留置腹腔热灌注治疗专用管道各一条。置管成功后，通过热灌注专用管道与高精度体腔热灌注治疗设备连接。具体操作步骤如下：①开腹手术后用等渗盐水冲洗腹腔或残留瘤细胞；②在腹腔四个象限戳孔放置腹腔热灌注治疗专用管道，固定后夹闭；③常规关闭腹腔。

缺点：CRS+C-HIPEC 一般需在全麻下剖腹，腹腔内创伤大，术后恢复慢，出血、肠漏、感染等并发症风险高。这种整合疗法为部分腹膜瘤患者带来治愈机会，但晚期患者常健康状况不佳，部分不能耐受 CRS 手术。

2.腹腔镜辅助置管

该法用于腹腔镜治疗或探查结束后，在腹腔镜直视下放置灌注管。与 B 超、CT、MRI 或 PET/CT 相比，腹腔镜检查在判断恶性肿瘤腹膜转移严重程度和分期具显著优势，从而避免不必要探查手术。腹腔镜辅助C-HIPEC可充分应用微创外科优势，先探查了解肿瘤部位、大小、临床分期、可否手术或再次手术。对不能切除者行C-HIPEC，可避免不能手术切除者大切口带来的痛苦。腹腔镜辅助置管安全性高，且可直视下观察腹腔内情况或直视下活检，腹腔镜辅助C-HIPEC具有创伤小、患者痛苦少、术后恢复快、疗效肯定等优点，尤其对治疗恶性腹水具更好的临床应用前景。

可在腹腔镜下先探查腹腔了解肿瘤部位、大小、临床分期、可否手术根治切除，手术完成后可在腹腔镜引导下自第二、三、四戳孔放入灌注和流出导管至左上腹、左下腹及右下腹，最后在腹腔镜指引下对准右上腹，拔出腹腔镜，在Trocar引导下将灌注管放至右上腹。具体操作步骤如下：①腔镜术后，在腔镜直视下经其中一个操作孔放置灌注专用管道；②同样方法在其余操作孔或经Trocar穿刺后放置灌注专用管道；③固定管道后夹闭；④关闭切口。

缺点：①操作过程需在全麻下进行，需由熟练掌握腔镜技术的外科医师完成。②在腹腔镜辅助C-HIPEC手术中，当二氧化碳充入腹腔时，腹腔中气压高于大气压，可有部分气体沿戳孔泄漏，恶性腹水内游离瘤细胞较多，可能会造成气体携带种植于戳孔处。③盆腹腔内粘连严重，腔镜下难以分离粘连以及腔镜置管困难者缺乏腔镜操作条件，不适宜行腹腔镜辅助C-HIPEC。

3.B超引导下置管

该法用于已确诊的恶性腹水患者，如腹水量少也可在腹腔内注入生理盐水、灭菌注射用水或5%葡萄糖建立人工腹水。B超引导下穿刺置管，选取腹腔内腹水较多、无肠管粘连处的腹壁作为穿刺点，操作应小心谨慎，避免伤及腹腔内脏器。B超引导可发挥B超检查无创伤，对腹水诊断具特异性的优点，具有创伤小、患者痛苦少、术后恢复快、疗效肯定、技术成熟、经济实用优势，可在静脉麻醉联合局麻下进行，不需气管插管全麻和腹腔镜技术介入。

患者取平卧位，静脉镇静基础麻醉达成后，先行B超检查确定腹水量，初步确定穿刺点位置并标记。B超引导下分别在左上腹、右上腹、左下腹、右下腹部位检查，选择腹水较深、腹壁与腹腔内组织无粘连的部位作为穿刺点。常规消毒铺巾，注意避开原腹壁手术切口部位，以5mm穿刺器在左下腹、右下腹穿刺点穿刺后经戳孔放置热灌注治疗专用管道，放置方向至左上腹、右上腹；左上腹、右上腹，穿刺方法同前，放置引流管方向至左下腹、右下腹。如患者腹水量不多，可借助体位使腹水积聚于左下腹选择第一个穿刺孔，放入灌注管道后向腹腔内灌入适量生理盐水使腹部隆起，再选择其他穿刺位点进行穿刺置管。置管成功后，通过热灌注专用管道与高精度体腔热灌注治疗仪连接。具体操作步骤如下：①B超引导下确定穿刺部位并标记；②麻醉后消毒、铺巾，无菌袋包裹超声探头；③尖刀切开长约0.5cm小口，切口处穿引并留置缝线；④将5mm Trocar小心刺入，有明显突破感后即进入腹腔；⑤见腹水流出确认进入腹腔，将热灌注专用管道沿Trocar置入腹腔；⑥用预留缝线固定体腔热灌注治疗专用管道，固定后夹闭。

缺点：该法具技术限制性，需由有经验的外科或内科或介入科医生开展。对腹盆腔内粘连严重，尤其既往有手术史或腹膜广泛转移者，超声难以看清腹盆腔内脏器结构，穿刺操作风险较大，限制了B超C-HIPEC的应用。

（二）C-HIPEC操作标准化规程

（1）治疗前准备：①检查水箱液位4~5.5L；②按开机键-双击系统-点击右上角灌注治疗-选择治疗部位-设

置参数-确定-填写蓝色信息栏；③检查一次性使用灌注管道外包装无异常后开包使用，连接两个接口，关闭红、蓝夹子，打开白色夹子，悬挂液袋，刻度朝外，卡紧热交换器和过滤器，打开蠕动泵，红蓝对应，外拉蠕动管，卡紧外循环管路，连接测温管，红蓝对应；④注入灌注液，灌注袋液体达1000mL点击开始预热，预热至36℃~37℃，关闭白色夹→开放红、蓝管夹→让温热灌注液注入腹腔，循环通畅后加入化疗药物，腹腔内有一定量的灌注化疗药液后，点击开始治疗。

（2）参数设置：灌注管连接腹腔热灌注治疗系统，灌注液恒温、恒速、恒量地注入和排出腹腔（详见上述C-HIPEC技术标准）。

（3）化疗药物的选择：实施C-HIPEC时，既可选择单一给药，也可联合序贯给药。C-HIPEC的药物选择除考虑原发病种类外，也要参考患者以往对化疗药物的敏感性，同时兼顾药物本身的特性。（详见上述C-HIPEC化疗药物）。

（4）治疗期间设备系统监测：①储液袋：液面稳定，动态平衡，储液袋内至少有500 mL以上灌注液供循环灌注。②治疗曲线：入水温度平稳上升后稳定在

43℃±0.1，出水温度缓慢上升后稳定。③短路：进水出水温差1℃以内，患者腹部不温热，无明显出汗。④堵管：出水温度下降，储液袋液面下降，腹部膨隆。⑤灌注液量：灌注总量4000~6000mL，治疗期间腹腔内至少有2500 mL以上灌注液。⑥灌注液颜色：正常淡红或淡黄，如鲜红或有粪水样液应停止治疗。⑦引流管口渗液：敷料加压包扎引流管口，必要时予丝线加固缝合引流管口，注意保护周围皮肤，及时换药，避免化疗药物刺激损伤皮肤。⑧紧急情况：堵管或不能耐受治疗时需打开短路，紧急停止治疗。

（5）堵管的处理：①如遇堵管现象，可将流速调低，或直接打开白色短路，不必点击紧急中断按钮；②挤压探针处管道，有时会发现许多坏死组织、血凝块通过挤压流出。③如仍不通畅，打开白管夹，关闭红蓝管夹，将流入管与流出管对调，可左右、上下多尝试几次。④仍然不通，在引流口处消毒皮肤及管道，用无菌镊将流出管适当转动或往外微拔，基本可以解决堵管问题。一般堵管通过上述方法都能解决，只要有两根管道（一进一出）保持通畅灌注都能顺利完成，管道的通畅程度与置管密切相关，需术者不断摸索掌握技巧。

（6）治疗结束后处理：治疗结束后打开循环短路，让灌注液尽可能放出，对腹水患者可保留部分腹水于腹腔中。夹闭4条连接高精度体腔热灌注治疗仪的管道，使灌注液保持在密闭管道和储液袋里，撤掉循环管道，将一次性循环管路置黄色医疗垃圾袋内作后续处理，关闭系统，腹腔引流管接引流袋。治疗结束，送复苏室或送回病房。

（7）治疗时机及疗程：治疗最好在术中或术后早期进行，对预防性治疗或CRS后的患者一般在生命体征稳定后就可行第1次C-HIPEC，后续每次治疗间隔为24~48小时。

第四章

C-HIPEC围术期护理

一、C-HIPEC术前护理评估与准备

(一)术前评估

C-HIPEC治疗前，应对患者全身情况进行评估，重点评估生命体征与各项实验室检查结果，了解心、肺、肝、肾功能是否正常，评估肠功能状态如排气与排便形态及有无腹胀、腹痛、呕吐。如有生命体征不稳定，体温高于38℃以上，白细胞计数<4.0×10⁹/L，中性粒细胞<1.5×10⁹/L，血小板<100×10⁹/L，血红蛋白<90g/L，电解质紊乱，心、肺、肝、肾功能异常，严重全身性感染或出血等情况，均要及时报告医生，推迟或停止C-HIPEC治疗。

(二)C-HIPEC术前准备

(1)一般准备：遵医嘱完成心、肺、肝、肾及凝血功能等常规检查，正确给予控瘤辅助药、能量合剂等，以最大程度改善患者体能状态。如治疗使用顺铂，遵医嘱给予水化处理；使用紫杉醇，应注意预防过敏反应。

(2)皮肤准备：C-HIPEC治疗需置入灌注管，为方便置管操作及避免感染，应于首次治疗前对置管区皮肤按常规手术皮肤准备范围及要求进行备皮。

(3)胃肠道准备：指导患者在治疗前6 h禁食、禁

饮，避免在热灌注治疗中发生呕吐引起误吸。禁食、禁饮期间应询问患者有无头晕、视物模糊、出冷汗、心悸等低血糖反应，必要时遵医嘱经静脉补充能量类药物。

（4）管道护理：遵医嘱留置胃管及尿管，妥善固定管道，保证引流通畅，观察引流液颜色、量、性质，做好护理记录。非首次C-HIPEC治疗，还应妥善护理腹腔灌注管。告知患者治疗后留置管道的种类、目的及注意事项。

（5）营养支持：评估患者营养状态及饮食情况，如胃肠道功能正常，鼓励患者自主进食富含蛋白质、热量充足、易消化的食物，少量多餐，两餐之间加额外配方营养补充剂，如标准全蛋白配方制剂、免疫增强型营养制剂。对体质衰弱、食欲差及营养状况差的患者，除鼓励自主进食外，遵医嘱给予肠外营养，提高患者对C-HIPEC治疗的耐受力。

（6）心理护理：在C-HIPEC治疗前，应耐心、详细向患者及家属讲解其优点、流程、配合要点、不良反应等，使之积极配合，保证治疗顺利进行。

（7）治疗当日护理：认真检查治疗前准备情况。如患者生命体征异常、女性月经来潮，应及时告知医生，推迟或停止治疗。患者入手术室前取下活动性义齿、所有佩戴饰品，交家属保管。按医嘱准备好治疗所需化疗药、灌注液、病历、CT/MRI 片等。测量并记录体重、腹围、血糖。与手术室护士仔细核对患者身份、治疗名称，交接所带物品、资料、留置管道等。病床按麻醉床准备，备好心电监护仪、吸氧装置、输液架等。

二、术中护理

（一）常规护理

（1）常规监护：C-HIPEC 治疗中，应予持续心电监护及中低流量吸氧，密切监测神志、生命体征、SpO_2、出汗、尿量、尿色、出凝血情况，注意询问有无心悸、胸闷、腹痛等。

如出现大汗淋漓、心率>100次/min等，应评估血容量是否不足，遵医嘱给予静脉补液，必要时用血管活性药物。如出现呼吸抑制或SpO_2低等异常，应注意麻醉药物和灌注液用量，必要时停止治疗。治疗中患者可能出现发热，但一般体温≤38.5℃，无须特殊处理；若治疗结束后体温>38.5℃，要排除是否合并感染。精准记录C-HIPEC治疗总出入量。

（2）血糖监测：用5%葡萄糖为灌注液时，密切监测血糖变化，对合并糖尿病者尤其应加强观察，必要时遵医嘱用胰岛素调节血糖。

（3）对症处理：对非全麻治疗的患者，遵医嘱于灌注前30min给予镇静、镇痛等药物。灌注过程中密切关注患者有无出现腹胀、腹痛、胸闷等不适，加强评估，协助医生调节灌流速度与灌注液体量。采用各种放松疗法，舒缓患者紧张情绪。

（4）心理护理：患者进入手术室后，护士应热情接待，介绍手术间环境、医生、麻醉师及治疗基本流程等，及时解答患者疑问，帮助患者尽快缓解紧张及恐惧情绪。手术间可播放轻松音乐，治疗结束应询问感受，及时给予心理护理，进一步消除患者对治疗的恐惧。

（二）治疗曲线、灌注液流动性监测

（1）治疗曲线：监测热灌注治疗仪的治疗曲线，有异常波动时，及时报告医生，共同查找原因，解决问题。

（2）灌注通畅性：灌注液流动性差是阻碍治疗顺利进行的主要原因，不仅不能达到较好机械性冲洗的目的，而且因频繁调整管道等处理易使患者出现不同程度疼痛、惧怕、信心减弱甚至不能耐受治疗。因此，要做好灌注液流动性监测及护理。

①妥善放置管道：妥善放置各条灌注管，防止管道扭曲、弯折、受压等。

②密切观察：严密观察各灌注管内灌注液的流动是否顺畅，储液袋内剩余液量的波动幅度，患者是否出现腹胀、腹痛等不适。若发生出水管水流变缓慢或不出水，患者主诉不适，储液袋内剩余液量过少，应逐渐减慢入体水流速度，查找原因并及时处理，直到储液袋内液体有回升后再逐步恢复正常入体水流速度。

③灌注管堵塞的处理：可调低流速或直接打开治疗管道间通路，再配合医生处理：首先夹闭管道，反复挤捏引流管，使吸附于引流管入口端的渗出物、血块等流出；如仍不通畅，打开治疗管道间通路，关闭流入管与流出管管夹，并将流入管与流出管对调，左右、上下多试几次；如仍不通畅，消毒引流管体表出口的皮肤及引流管，用无菌镊将流出管适当转动或向外微拔，通常可解决堵管问题。

三、术后护理

（一）体位与活动

（1）体位：轻稳地将患者搬运至病床上，取平卧位，注意保护各条引流管、输液管道。C-HIPEC结束患者腹腔内留有约1000ml灌注液，为使化疗药进一步在腹腔内均匀分布以提高疗效，待患者完全清醒、生命体征平稳，协助患者每15min更换体位一次，以左右侧卧、仰卧、头低足高和头高足低位为佳。更换体位时，注意观察患者反应，如不能耐受，可适当缩短每种体位持续时间，增加变换次数。

（2）活动：治疗结束，如生命体征稳定，督促并指导患者开始早期床上活动，以保持肌力、关节活动度。若一般状态稳定，鼓励其尽早下床活动，首先进行低强度、短时间活动，如简单的拉伸类活动、散步，然后循序渐进增加活动强度与时间，尽量达到患者自身可承受的最大限度为宜。活动中应有专人陪伴，以防跌倒。

（二）病情观察及护理

（1）监测生命体征：给予持续床旁心电监护6h，待生命体征平稳改为每4h监测一次。给予中低流量吸氧，注意观察SpO_2变化。治疗后体温会有升高，但一般不高于38.5℃，需密切监测体温，必要时遵医嘱给予物理降温和/或药物降温。

（2）监测体液平衡：详细记录24h出入量。患者如有恶性腹水、胸腔积液，应详细记录每次所放腹水、胸水的量、颜色、性质。动态观察血生化检查结果，有异常时及时告知医生。

（3）动态监测血常规变化：C-HIPEC治疗后部分患者可能出现骨髓抑制，术后10d内应监测血常规变化，如有红细胞、白细胞、血小板计数下降，及时告知并协助医生处理。

（4）监测腹围：存在恶性腹水者，每日测量腹围1次，动态对比监测结果，做好记录。

（三）手术切口护理

按外科切口常规护理，观察切口及引流管口周围皮肤有无红、肿、热、痛等，敷料有无渗血、渗液、脱落等，保持敷料清洁、干燥，严格执行无菌换药规范。

（四）引流管护理

（1）固定与通畅：妥善固定各条引流管，避免管道扭曲、受压、牵拉、脱出等，记录各条引流管的走行方向与置入深度，标识清晰，保持引流通畅。

（2）观察与记录：密切观察并记录引流液的颜色、量、性质的变化。首次术毕行C-HIPEC，引流液可呈淡红色液，之后逐渐变淡，呈淡黄色水液样。若引流液颜色鲜红或有浑浊现象，提示有出血或感染，及时报告并协助医生处理。

（3）更换引流袋：每天更换引流袋，更换引流袋时严格执行无菌操作原则。由于引流液含有化疗药物残留，操作时应戴无菌手套，做好职业防护，避免引流液溅到皮肤。一旦引流液污染皮肤，立即使用温和无添加剂的肥皂或皂液彻底清洗。医疗垃圾及引流液应规范处理，减少化疗药物对环境的污染。

（4）拔管：根据病情与治疗进展，按需配合医生拔除相应管道，详细记录拔除管道种类、拔管时间。

（五）营养支持

C-HIPEC治疗后，患者易出现食欲差，加上治疗前禁食、禁水及渗出较多而丢失蛋白，容易发生营养不良，应加强营养支持。支持方式应结合疾病类型、手术方式、C-HIPEC治疗部位、机体情况等综合考虑。可进食者鼓励少量多餐，进食高蛋白、高热量、高维生素、易消化、清淡饮食，同时指导患者继续使用额外配方营养补充剂，并至少持续至C-HIPEC治疗结束后5~7d。无法自主进食或进食无法满足机体所需时，加强肠外营养，保证患者营养供给充足。

（六）用药护理

遵医嘱正确给予扩容类药物、体液平衡调节类药物、白蛋白、镇痛药等，做好静脉给药通路护理，注意观察药物疗效及有无发生药物不良反应。

（七）并发症观察与护理

C-HIPEC 后注意观察患者有无腹痛、腹胀等腹部不适症状，有无恶心、呕吐、疲乏等化疗副作用。如主诉有不适，注意观察不适症状的性质、程度、持续时间，及时告知医生，遵医嘱给予对症处理。

（八）心理护理

C-HIPEC 治疗后，应及时给患者正向鼓励，关心患者，及时解答患者疑问。若需接受多次 C-HIPEC，注意评估患者对 C-HIPEC 的认知程度、接受度、心理状态，针对性地进行知识介绍与心理疏导。待患者一般状况稳定后，鼓励患者采用适合自身的支持性心理疗法，持续、积极地调整心理状态。

（九）健康指导

保持心情舒畅，注意休息，劳逸结合，活动应循序渐进，合理摄入均衡饮食，逐步提高体能状态。如有营养不良及倾向者，需定时返院行营养咨询，必要时接受营养干预。加强自我监测，包括体重、腹围、血糖，有无出现腹胀、腹痛、恶心、呕吐、食欲下降、头晕、胸闷、心悸等不适，出现异常时及时返院就诊。出院后1、3、6、12个月常规返院复查，然后每6个月返院复查一次。出现任何不适，及时返院就诊。动员患者家属及朋友给予更多关心和照顾，提供精神及物质支持，增强患者自尊感和被爱感，使患者更好更快地适应家庭和社会角色。

胃癌C-HIPEC

一、胃癌C-HIPEC的意义

胃癌是我国发病率、死亡率居前三的恶性肿瘤。进展期胃癌占绝大部分，在首诊时约20%已发生腹膜转移，接受根治术后约50%会发生腹膜转移。腹膜转移是晚期胃癌患者死亡的首要原因，转移程度越重，预后越差。既往缺乏有效治疗手段，胃癌患者一旦出现腹膜转移或大量腹水，临床上只能给予支持或对症姑息处理，预后极差，中位生存期一般不超过1年，合并其他脏器转移者生存期仅3.3个月。

胃癌发生腹膜转移的机制尚不完全明确，核心机制符合"种子与土壤"学说的经典理论。癌细胞为"种子"，常为术前或术中从瘤组织游离的癌细胞（free cancer cell，FCC），主要经原发病灶突破浆膜直接种植或经淋巴及血行播散导致，"种子"通常起决定作用；腹膜则为"土壤"，常由裸露的间皮组织、淋巴孔、乳斑区、纤维素沉着、炎性细胞、血液残留物、血凝块等共同构成，FCC极易在此环境中种植。

近年，我国胃癌外科治疗水平取得了长足进步，规范化淋巴结清扫广泛普及，根治术后区域淋巴结复发、转移现象有所下降，但腹膜转移成了主要难题。腹膜转移常可导致肠梗阻、输尿管梗阻、大量腹水、饮食困难、贫血、低蛋白血症、严重营养不良等，已成为胃癌主要致死因素。

胃癌腹膜转移者病情复杂，临床表现常无特异性，就诊时多已处晚期，通常无法通过手术达到根治目的，需通过多学科整合诊治（multidisciplinary team to holistic integrative medicine，MDT to HIM）为患者制定个体化整合诊疗方案，从而延长其生存时间并改善其生活质量。近年来，以CRS联合C-HIPEC为主的整合治疗方案在预防与治疗胃癌腹膜转移取得较好效果，为临床探索出了一套防治胃癌腹膜转移行之有效的措施，值得不断完善和普及推广。

（一）C-HIPEC对胃癌腹膜转移的预防作用

胃癌患者根治术后，通过C-HIPEC行早期干预，以预防腹膜转移为重点目标。与治疗腹膜转移相比，预防或降低胃癌术后腹膜转移临床意义更大，是改善进展期胃癌患者预后的关键。腹膜是胃癌术后复发转移的最主要部位，影响腹膜转移的因素包括原发灶浸润浆膜、FCC阳性、淋巴结转移和印戒细胞癌等。

对进展期胃癌，围手术期应用预防性C-HIPEC，包

括与全身性新辅助化疗联合的术前C-HIPEC、术中C-
HIPEC、术后早期C-HIPEC等，主要针对术前已存在且
肉眼难以发现的FCC与隐匿性腹膜微小转移灶、术中随
血液或淋巴液溢入腹腔的FCC、术后着床于受损腹膜或
腹膜下脂肪结缔组织的FCC。利用C-HIPEC的温热、化
疗与机械冲刷灌洗协同效应，最大程度控制FCC和亚临
床病灶，以降低术后腹膜转移复发率。国内多项回顾性
研究已证实C-HIPEC在预防胃癌术后腹膜转移取得了较
好疗效。C-HIPEC通过积极的围手术期早期干预，而非
腹膜转移后的姑息性治疗，更符合肿瘤治疗原则，对腹
膜转移的预防是积极有效的。

（二）C-HIPEC对胃癌腹膜转移的治疗作用

对胃癌腹膜转移患者，尽早发现、尽早诊断并行规
范化CRS联合C-HIPEC为主的整合治疗方案是获得满意
临床疗效的关键，能否行满意CRS和规范C-HIPEC治疗
是影响患者术后生存率和生存质量的重要因素。

C-HIPEC应用于胃癌腹膜转移的治疗已较为成熟，
其联合CRS治疗腹膜转移已取得较好临床疗效，尤其是
CRS能达满意程度者（CCR-0和CCR-1）。但满意的
CRS常限于病灶侵犯区域较小或转移范围较局限的腹膜

转移患者，主要针对无其他远处转移的区域性腹膜转移。应在严格把控适应证、不增加并发症和死亡率风险条件下，行腹膜转移灶切除或联合受累脏器切除，以求最大程度减少肉眼可见的腹膜转移灶负荷，再行C-HIPEC进一步控制残存FCC或微小转移灶。尽早发现和诊断腹膜转移对获得满意CRS疗效极为重要，但胃癌腹膜转移发现时通常已伴有弥漫性转移，常难达到满意手术切除，且术后并发症发生风险相对较高，合并其他脏器转移者更是如此，患者往往接受姑息性手术以缓解症状，并降低原发灶出血、梗阻、穿孔等风险，为C-HIPEC整合治疗争取机会。目前大量研究显示CRS+C-HIPEC为主的整合治疗方案可显著提高胃癌腹膜转移患者的远期生存率和生存质量。

二、胃癌C-HIPEC适应证

（一）预防模式：CIS+C-HIPEC

适用于伴有腹膜转移高危因素的胃癌患者，接受D2根治术后，行1~2次C-HIPEC治疗，可清除残存FCC和亚临床病灶，降低术后腹膜转移和疾病复发，目前多项临床研究显示CIS+HIPEC可提高进展期胃癌患者远期生存率。

胃癌继发腹膜转移高危因素：①T3、T4期肿瘤；②腹腔冲洗液中游离瘤细胞检查阳性；③淋巴结转移；④腺癌伴印戒细胞癌；⑤Borrmann分型为Ⅲ、Ⅳ型；⑥Lauren组织学分型为弥漫型。⑦肿瘤穿孔或破裂；⑧伴有血管/淋巴管癌栓、神经侵犯。

（二）治疗模式：CRS+C-HIPEC

适于已发生腹膜转移的胃癌患者，腹膜转移较局限、PCI分数较低及治疗耐受性较佳者，CRS应在保证手术安全前提下，尽可能切除腹腔内肉眼可见的腹膜肿瘤病灶，最大限度地降低肿瘤负荷，尤其是获得满意CRS者，经1~3次C-HIPEC治疗可显著提高胃癌腹膜转移患者的术后生存率和生存质量。

胃癌腹膜转移C-HIPEC适应证：①年龄20~75岁；②KPS评分>70分；③中等程度腹膜转移（PCI≤20）；④病变局限于腹腔内转移。

（三）转化模式：Conversion+C-HIPEC

适于首诊伴弥漫性腹膜转移或合并大量腹水者，采用以C-HIPEC联合全身治疗的整合治疗方案，作为转化治疗措施来控制或缩小腹膜转移结节，使腹膜转移灶及胃癌原发灶减少和缩小，争取转化为CRS+C-HIPEC，可显著提高胃癌腹膜转移患者生存率和改善生活质量。

三、胃癌C-HIPEC禁忌证

（1）年龄>75岁或<20岁。

（2）吻合口存在水肿、缺血、张力大等愈合不良因素。

（3）各种原因所致患者腹腔内广泛粘连。

（4）完全性肠梗阻。

（5）各种原因导致无法置管的患者。

（6）有明显肝、肾功能不全的患者。

（7）有严重心脑血管疾病的患者。

（8）合并严重骨髓抑制或出血倾向及凝血功能障碍的患者。

（9）合并有感染性疾病，特别是有严重腹腔感染的患者。

（10）生命体征不稳定及恶病质患者。

四、C-HIPEC术后并发症

C-HIPEC包括手术治疗、热灌注治疗等步骤，相关并发症大致分为手术相关及热灌注治疗相关并发症两部分。C-HIPEC化疗药物可引起肾、肝脏、心脏以及神经毒性等，按静脉化疗不良反应行CTCAE标准评估和对症处理即可。总之，腹膜-血浆屏障限制了化疗药物从腹腔吸收到循环系统，减少了化疗药吸收入血的浓度，C-HIPEC 与全身系统化疗相比可降低化疗药物全身毒性。

（一）手术相关并发症

（1）术后出血/感染：C-HIPEC 一般不会增加术后出血风险。如术后出现引流管出血>50mL/h 或灌注液持续鲜红，应及时检查血常规，可疑术后出血者应立即停止 C-HIPEC 治疗。

（2）吻合口漏：CIS 或 CRS 联合 C-HIPEC 治疗后吻合口漏的发生主要与患者身体状况、术式选择和医生吻合技术相关，与 C-HIPEC 治疗无明确关联，对胃癌术后出现吻合口水肿、缺血、张力大等吻合口漏高风险的患者应慎用 C-HIPEC 治疗。C-HIPEC 置管时应尽量避免进水管对吻合口的直接冲洗，推荐把腹腔右上象限的灌注管放于右膈下，以降低高流量水流对吻合口的机械冲刷。

（3）戳孔种植转移：腹腔内 FCC 及其向套管针伤口的运输是戳孔转移的关键因素。一般认为 CO_2 气腹、烟囱效应可造成肿瘤细胞呈雾化状态，可能是促进肿瘤转移、导致戳孔转移的主要因素；患者腹水中高活性瘤细胞可能包含肿瘤干细胞，也可导致戳孔转移。术中应严格按照无瘤原则规范操作，注意切口保护、尽量避免挤压肿瘤造成医源性播散，取标本时应采用无菌保护套隔离肿瘤；术中排烟时应从戳卡阀门排气管缓慢排烟，术后应待气体排尽后再将戳卡拔出。

（4）灌注管脱出：灌注管脱出概率较低，常为固定不良或受外力影响所致。术中置管应妥善固定、术后细致护理，如有脱出可综合评估再行置管。

（二）C-HIPEC相关并发症

（1）腹痛、腹胀等胃肠道反应：C-HIPEC最常见并发症是腹痛、腹胀。临床多表现为轻度、暂时性腹胀和腹痛，常由灌注量大、局部热疗或药物刺激引起，一般在治疗前给予镇静镇痛可避免。轻度腹痛可不予以处理，中重度可追加适量止痛药物。恶心呕吐较常见，化疗药物会引起胃肠道不适，C-HIPEC治疗也会引起胃肠道不适，主要表现为恶心、呕吐及食欲减退。不严重者肌肉注射甲氧氯普胺等对症治疗多会缓解；对严重者，可给予镇吐、镇静等以及静脉补液和肠外营养；出现大量呕吐，应密切注意水电解质平衡。据情给予禁食、护胃、止呕、抑制胃酸、解痉、通便等对症支持治疗。

（2）体温升高、大汗淋漓、心率增快：C-HIPEC治疗时常会出汗，极少数会大汗淋漓。给予物理散热后多会缓解，治疗结束多可自行恢复正常。如治疗后出现持续高热，警惕合并腹腔感染、骨髓抑制等，应暂停C-HIPEC治疗，待排除感染、体温恢复正常后再继续C-HIPEC治疗。患者出现持续大汗淋漓和心率加快，需考虑低血糖或低血容量可能，应积极对症治疗。

（3）呼吸困难和血氧饱和度下降：主要由C-HIPEC治疗时大量灌注液快速进入腹腔导致腹内压增高，麻醉药物过量也可致血氧饱和度下降和呼吸困难，可据情增大氧流量，注意灌注液和麻醉药物用量，严重者需提前终止治疗。

（4）骨髓抑制：主要化疗药引起，表现为白细胞计数下降、血小板降低或贫血等。使用铂类药物对骨髓抑制常影响较小，使用丝裂霉素、吉西他滨应关注骨髓抑制可能。对骨髓抑制者，按常规处理，必要时可输注成分血。

（5）电解质紊乱和低白蛋白血症：C-HIPEC易致内环境不稳、能量失衡，也会引起食欲下降、呕吐，进而

C-HIPEC技术

第五章　胃癌C-HIPEC

引起电解质紊乱或低白蛋白血症等，在C-HIPEC治疗前后应注意监测相应指标，及时补充能量、电解质或输注人血白蛋白等。

（6）引流管渗液和堵管：引流管渗液是C-HIPEC过程中常见并发症，多由腹腔内压增高、腹部肌肉及皮肤隆起拉伸后，引起置管孔径增大导致腹腔内液体渗出。引流管渗液应及时更换敷料，通过改变体位来改变腹壁张力或加压包扎以减少渗液。C-HIPEC灌注管阻塞引起灌注液流出不通畅时，会引起膈肌升高而诱发心率加快、大汗淋漓、呼吸浅快、血氧异常等表现。堵管常因腹腔内管道口被大网膜、残存血凝块、肠系膜包绕或肠粘连堵塞等引起，一般通过改变体位、连续加压灌注、调整管道位置等解决。

（7）一过性肾功能损伤：C-HIPEC早期可影响肾功能，多为一过性损伤，常无须特殊处理或预防，对症治疗即可。但对伴慢性肾衰竭的胃癌患者，行C-HIPEC治疗时应尽量避免使用有肾毒性药物（如顺铂），并密切监测肾功能变化。使用铂类化疗药物要常规行水化处理，补液量要求在2000mL以上，监测治疗后尿量及肌酐等变化，尤其对伴有肾基础疾病或合并肾损害危险因素者。

（8）肠梗阻/肠穿孔：C-HIPEC与手术（如CRS）联合可能会导致不良反应发生率较高，如腹腔脓肿、肠粘连、肠梗阻、肠麻痹等，多与患者身体状况、术式选择及医生的手术技术相关，与C-HIPEC治疗无明确关系。胃癌术后肠梗阻/肠穿孔高风险患者应慎用C-HIPEC治疗。大量研究证实只要充分做好术前、术中评估与准备，熟练掌握操作规范，C-HIPEC才可能达到安全、不良反应少的要求。可选用腹膜刺激较小的化疗药物，或在灌注液中加入地塞米松、利多卡因等药物以减少对腹膜的刺激，预防肠粘连或肠梗阻。

（9）出血、穿孔及吻合口漏：胃癌患者接受行C-HIPEC后一般不会出现胃肠吻合口漏、出血及穿孔，其发生常与患者营养状态、吻合口水肿、张力及供血情况、手术技术水平等相关，与C-HIPEC无明显关联。大量临床研究显示C-HIPEC不会增加胃肠吻合口漏、出血及穿孔风险。若C-HIPEC术后出现以上并发症，治疗原则按常规术后消化道漏、出血、穿孔来处理。

第六章

结直肠癌C-HIPEC

一、结直肠癌C-HIPEC的意义

结直肠癌是我国第二常见恶性肿瘤，5%~15%结直肠癌患者合并同时性腹膜转移，约20%结直肠癌接受根治术后会发生异时性腹膜转移，其中T4期可达36.7%。腹膜转移诊断困难，发现时常已病情严重，缺乏有效全身药物治疗，可致顽固性肠梗阻和大量腹水，是造成结直肠癌患者死亡的重要原因。

C-HIPEC在结直肠癌中的应用包括腹膜转移的预防和治疗。腹膜转移的预防包括：①局部进展期结直肠癌接受根治性手术切除联合C-HIPEC，以降低术后腹膜转移发生风险；②结直肠癌腹膜转移接受CRS联合C-HIPEC，以降低术后再发腹膜转移风险。C-HIPEC应用于腹膜转移治疗，包括对少量残留腹膜转移的治疗及腹膜转移所致顽固性腹水的姑息性治疗。

腹膜是结直肠癌仅次于肝、肺的第三常见远处转移部位，但其治疗效果明显差于肝、肺转移。通过C-HIPEC预防、降低结直肠癌术后腹膜转移发生风险，可提高结直肠癌患者术后生存率，主要获益人群是具有腹膜转移高危因素者。局限性腹膜转移通过CRS可获治愈机会，但术后腹膜复发风险很高，C-HIPEC通过控制脱落瘤细胞和残留瘤组织，可降低再发腹膜转移风险，提高结直肠癌腹膜转移的整合治疗效果。

二、结直肠癌C-HIPEC适应证

（一）预防模式：CIS+C-HIPEC

适用于伴有腹膜转移高危因素的结直肠癌患者，接受根治性手术切除后，行辅助性C-HIPEC治疗，以降低术后腹膜转移风险。

结直肠癌继发腹膜转移的高危因素：①T3、T4期肿瘤；②腹腔冲洗液中游离瘤细胞检查阳性；③肿瘤穿孔或破裂；④肿瘤引起肠梗阻；⑤切缘阳性；⑥淋巴结转移或淋巴结清扫不彻底（清扫数目不足12枚）；⑦黏液腺癌或印戒细胞癌；⑧伴有血管/淋巴管癌栓、神经侵犯。

（二）治疗模式：CRS+C-HIPEC

适于已经发生腹膜转移结直肠癌患者，腹膜转移范围较局限，PCI评分较低，耐受手术和C-HIPEC较佳的患者。CRS尽可能满意切除肉眼可见的腹膜肿瘤病灶，联合C-HIPEC治疗以降低术后腹膜复发风险、提高患者术后生存率。

结直肠癌腹膜转移C-HIPEC适应证：

（1）年龄不超过75岁。超过75岁但一般情况良好者，也可以酌情考虑CRS+C-HIPEC。

（2）KPS评分>70分。

（3）中等程度腹膜转移（PCI≤20）。PCI 21~25分，但仍可能达到R0/R1切除者，也可以酌情考虑CRS+C-HIPEC。

（4）合并可切除的其他部位远处转移。合并局限性肝转移、肺转移、卵巢转移、吻合口复发、区域淋巴结复发等，但仍可能达到其他远处转移的R0/R1切除或可达完全消融治疗者，也可以酌情考虑CRS+C-HIPEC。

三、结直肠癌C-HIPEC禁忌证

（1）年龄>75岁，且一般情况较差，无法耐受CRS+C-HIPEC。

（2）各种原因所致患者腹腔内广泛粘连，且无法满意分离。

（3）小肠系膜中重度挛缩。

（4）完全性肠梗阻。

（5）各种原因导致无法置管的患者。

（6）有明显肝、肾功能不全的患者。

（7）有严重心血管疾病的患者。

（8）合并严重骨髓抑制或出血倾向及凝血功能障碍的患者。

（9）合并有感染性疾病，特别是有严重腹腔感染的患者。

（10）生命体征不稳定及恶病质患者。

四、结直肠癌C-HIPEC并发症

C-HIPEC治疗并发症包括C-HIPEC相关并发症及CRS+C-HIPEC术后相关并发症。

（一）C-HIPEC相关并发症

患者在C-HIPEC治疗中可能出现出汗、腹胀、腹痛、低热、呼吸急促、心跳加快等症状。在治疗前可预防性使用止痛药物，如出现较强烈腹痛，可加用止痛药物，如出现无法耐受的腹痛，则暂停治疗或终止治疗。治疗期间常规给予心电监护、吸氧，以监测和缓解呼吸急促、心跳加快反应。出汗可给予棉巾擦拭、补充液体等处理。适当调整灌注液容量，可减轻腹胀反应。极少数可能出现热休克或因药物过敏反应出现休克，出现休克应暂停或终止C-HIPEC治疗，给予补液扩容、注射肾上腺素、激素等抗休克治疗，若突发心脏骤停即刻给予心肺复苏治疗。

C-HIPEC药物相关不良反应因使用药物而异。奥沙利铂常见不良反应包括：胃肠道（腹泻、恶心、呕吐以及黏膜炎）、血液系统（中性粒细胞减少、血小板减少）以及神经系统反应（急性、剂量累积性、外周感觉神经病变）。雷替曲塞的主要不良反应包括：胃肠道（腹泻、恶心、呕吐以及黏膜炎）、血液系统（中性粒细胞减少、血小板减少）和肝功能损害（AST和ALT的可逆性升高）。丝裂霉素常见不良反应包括：胃肠道（恶心、呕吐以及黏膜炎）、血液系统（中性粒细胞减少、血小板减少）、肝肾功能损害以及局部组织的刺激性（局部疼痛、溃疡）。其他少见不良反应详见相关药品说明书。

C-HIPEC属于区域性化疗，化疗药物虽可通过腹膜吸收进入血液产生不良反应，但较少出现骨髓抑制、肝肾功能损害等全身不良反应。在治疗前可采用预防性止吐，如再出现呕吐，可用甲氧氯普胺等处理。定期复查血常规，如出现骨髓抑制，采用重组人粒细胞刺激因子、重组人白介素-11（促血小板生长因子）等升白细胞、升血小板处理。

C-HIPEC治疗如用葡萄糖注射液为灌注液，治疗过程中可能产生高血糖，因此，治疗中应监测血糖，可予皮下注射胰岛素以控制血糖。C-HIPEC治疗中，可能因各种错误操作导致治疗过程意外中止，如系统失灵、人为意外移动设备和管道、软件程序错误等，通过重新启动系统常可解决，一般不会带来额外损害，定期设备维护可减少意外情况发生。

（二）CRS+C-HIPEC相关并发症

（1）热损伤：各种原因导致腹膜内膜热损伤，如设置恒温过高（>45℃）、超温报警装置失灵等。热损伤可致肠道功能恢复延迟、腹腔内出血、腹腔内感染、腹膜炎、吻合口漏、肠粘连、肠梗阻、肠穿孔、切口愈合延迟等。在精确控温条件下，热损伤直接导致的严重并发症已很少发生。

（2）腹腔出血：C-HIPEC一般不会增加术后出血风险，少数患者出现创面出血可能和血痂脱落相关。术中加强止血可减少术后创面出血。

（3）吻合口漏：吻合口漏主要与手术相关，与C-HIPEC治疗无明确相关性。存在吻合口漏高风险的患者应慎用C-HIPEC治疗，以减少在吻合口漏存在的情况下，腹腔灌洗导致肠内容物经漏口播散至腹腔其他部位。

（4）麻痹性肠梗阻、肠粘连：C-HIPEC的热效应可能会导致肠道功能恢复延迟，麻痹性肠梗阻，一般经保守治疗后可恢复，必要时可留置胃肠减压管等。肠粘连主要和手术相关，在精确控温下，C-HIPEC和术后肠粘连并无明确相关性。

（5）腹腔感染：腹腔感染主要和手术相关。C-HIPEC治疗后，灌注液引流不充分、积聚在局部区域，区域腹膜大面积剥离后影响液体吸收，可能导致局部腹腔积液，继而发生感染，一般使用抗生素、加强局部引流等处理能够治愈。

（6）引流管切口愈合延迟：化疗药局部刺激可能影响切口愈合，切实缝合切口，皮肤荷包缝合固定引流管，减少灌注液外渗，可减少切口愈合并发症。

第七章

卵巢癌 C-HIPEC

一、卵巢癌C-HIPEC的意义

卵巢癌是致死率最高的生殖系统恶性肿瘤。2015年中国新发卵巢癌5.21万例，死亡2.25万例，5年生存率仅为38.9%，远低于欧美国家。卵巢癌高致死率和其播散方式有关，约75%患者诊断时已发生广泛腹腔播散，即便初治后完全缓解，约3/4患者仍在3年内复发。降低复发率、改善患者预后，是目前卵巢癌临床治疗中亟待解决的瓶颈问题。

CRS联合静脉化疗是目前卵巢癌治疗的标准方法，其中CRS后残留病灶体积是影响卵巢癌患者预后的最主要因素。目前已证实，满意CRS（CRS后残留病灶最大直径不超过1.0cm）完成率每增加10%，卵巢癌患者的中位生存率可增加5.5%。因此，CRS应以R0切除（术后无肉眼可见残留病灶）为目标。卵巢癌早期即可发生腹膜腔播散，即便R0切除后，腹腔内仍存大量FCC，这是导致卵巢癌容易复发的根源，R0术后复发，复发灶也多位于腹膜腔内。

因此，腹腔化疗在卵巢癌治疗中具有独特优势。与常规静脉化疗相比，腹腔内化疗具有多个药理学优势：①化疗药更接近瘤细胞；②化疗药在腹腔内半衰期更长；③腹腔药物浓度高于静脉化疗；④药物从腹腔内的清除速率低于静脉，因此作用时间更长。目前，已有3项前瞻性随机对照研究证实，与静脉化疗比，腹腔化疗可改善晚期卵巢癌的预后，将患者的中位OS延长16个月（65.6个月 vs. 49.7个月），每增加1次腹腔化疗，卵巢癌患者死亡风险可减少12%。

C-HIPEC本质是通过热循环并行腹腔化疗。治疗期间含有化疗药物的灌注液将在精准恒温状态下在腹膜腔内循环灌注、充盈腹腔并维持一定时间，最终达到治疗腹膜转移的目的。对卵巢癌患者，C-HIPEC可进一步强化CRS效果，充分控制术后腹膜腔内肉眼不可见的FCC和残留微小癌组织，进而改善卵巢癌患者预后。

C-HIPEC对卵巢癌患者的治疗价值已在临床研究中逐步得到确证。2018年发表在《新英格兰医学杂志》的OVHIPEC研究首次通过前瞻性随机对照，证实HIPEC对晚期卵巢癌患者的治疗价值：接受了新辅助化疗的晚期卵巢癌患者，中间型细胞减灭术（interval debulking surgery，IDS）后给予1次HIPEC可将中位无复发生存时间和总生存时间分别延长3.5个月和11.8个月。此外，HIPEC并不影响术后并发症发生率。基于此证据，

NCCN指南已将HIPEC推荐作为接受IDS卵巢癌患者的辅助治疗方式。近期，西班牙学者开展的RCT和韩国学者公布的K-HIPEC结果，均证实IDS后进行HIPEC可显著改善患者预后。其中，值得关注的是，HIPEC对患者远期预后的改善结果优于近期。

2020年国内学者通过多中心回顾性队列研究对789例接受直接减灭术的晚期卵巢癌患者进行分析后报道，C-HIPEC可显著降低死亡风险（中位OS：49.8个月 vs 34.0个月；P<0.001）。我国学者充分发挥其在热疗控温技术方面的优势，基于我国卵巢癌患者特点，探索了新辅助C-HIPEC的可行性和有效性，结果显示，对无法切除的肿瘤高负荷晚期卵巢癌患者，新辅助C-HIPEC较传统静脉化疗更具优势。目前，以精确控温为特色的C-HIPEC治疗模式已成为我国卵巢癌整合治疗中的重要方式。

二、卵巢癌C-HIPEC适应证

C-HIPEC主要用于预防和治疗卵巢癌的腹膜转移。

（1）卵巢癌（包括少见类型的卵巢肿瘤）的初治治疗。包括初治CRS后的C-HIPEC、用于新辅助化疗及IDS后的C-HIPEC。尤其适用于晚期特别是合并大量腹水、胸水患者。

（2）复发性卵巢癌。包括所有铂敏感性复发、特别是接受二次CRS达到肉眼未见残留病灶（R0）的铂敏感性复发患者。对于铂耐药性复发患者，C-HIPEC仅可用于控制恶性腹、胸腔积液。

（3）卵巢黏液性肿瘤术前或术中破裂、大量黏液溢进腹腔者。其中黏液性癌推荐使用C-HIPEC治疗，交界性和良性肿瘤推荐用单纯腹腔热灌注治疗。

三、卵巢癌C-HIPEC禁忌证

（1）肠梗阻。

（2）腹膜腔内存在广泛粘连。

（3）腹腔有明显炎症。

（4）存在吻合口愈合不良的高危因素，包括吻合口水肿、缺血、张力明显、严重低蛋白血症等。

（5）心脏、肾脏、肝脏和脑等主要脏器功能障碍。

（6）严重凝血功能障碍。

（7）胆道梗阻及输尿管梗阻。

（8）年龄≥75岁为相对禁忌证。

四、卵巢癌C-HIPEC主要并发症

在卵巢癌治疗中，目前已有大量证据证实C-HIPEC

治疗并不增加并发症的发生率。治疗温度稳定是卵巢癌C-HIPEC治疗并发症发生风险低的最重要因素。

治疗后最常见的并发症为腹痛，其他相关的并发症及不良反应有：①热损伤：如温度过高（>45℃）可引起热损伤，并可能导致腹腔粘连，稳定控温是避免这一并发症的主要手段。②腹腔感染：术中无菌操作不严等可引起。③治疗过程中血氧饱和度下降：为腹腔压力增高、影响呼吸所致。④拔管困难或断裂。

主要并发症预防与处理：

高龄可能会增加C-HIPEC并发症发生率，年龄>75岁，并发症风险会明显增加，因此，不推荐在这个人群用C-HIPEC。卵巢癌患者中，约30%会接受肠切除和吻合，肠吻合术并非C-HIPEC禁忌证，由有经验的妇瘤医生或外科医生判断肠吻术后可否给予C-HIPEC，有助于降低术后吻合口并发症发生率。此外，新辅助化疗中选择C-HIPEC，可诱导肿瘤肿胀、坏死，导致瘤体增加，可能会加重患者腹胀症状，部分患者可出现肠梗阻（常见于患者腹腔内肿瘤负荷较大时）。通过保守处理（禁食、胃肠减压、必要时使用糖皮质激素），多数症状可在1周内缓解。

对 C-HIPEC 并发症，预防远大于治疗，卵巢癌 C-HIPEC 需重视如下问题：

（1）稳定控温：热损伤对 CRS 后患者的影响极大。C-HIPEC 时，治疗温度应设定于 43℃。灌注全程温度稳定是保证 C-HIPEC 疗效和安全性的重要因素。为此，需要实现精确控温，要求 C-HIPEC 控温精度 ±0.1℃、测温精度 ±0.1℃。

（2）选择合适药物和剂量：基本原则为单药对肿瘤治疗有效、组织穿透性高、分子质量相对大、热稳定、腹膜吸收率低、与热效应有协同作用、腹膜刺激性小。顺铂是疗效最为确切的单药。但需强调的是，顺铂具有肾毒性，且在热效应条件下，毒性会显著提高。对 C-HIPEC 后需用贝伐单抗的卵巢癌患者，推荐顺铂剂量不应超过 80mg/m²。亚洲人群接受 C-HIPEC 时，顺铂达到 90mg/m² 时（40℃、治疗 1 小时），急性肾损伤发生率可达 40%，其中 37% 可发展为慢性。由于顺铂肾毒性具人种差异，不推荐中国临床实践照搬国际指南推荐的顺铂剂量（100mg/m²）。

中国人群剂量探索研究，中国妇瘤患者使用顺铂进行 C-HIPEC 时（43℃、治疗 1 小时），如后续治疗中不用贝伐单抗，最大耐受剂量为 85 mg/m^2，需使用硫代硫酸钠缓解顺铂肾脏毒性。对卵巢癌患者，紫杉醇和顺铂联用行 C-HIPEC 可获更好疗效，研究发现紫杉醇联合顺铂行 C-HIPEC 时，最大剂量为 175mg/m^2。

（3）C-HIPEC 时出现大汗淋漓、心率>100 次/分钟等症状，首先要排除血容量不足。通过中心静脉管监测中心静脉压是评估血容量的有效方式。部分患者可能出现呼吸、血氧异常，要注意麻醉情况和灌注量。灌注管阻塞导致灌注液体排出不畅，可发生膈肌抬高，是诱发患者出现上述不适的重要原因。在降低灌注量基础上，解除相关原因后，如仍有上述表现或其他严重不适，应终止治疗。

第八章

腹膜假黏液瘤 C-HIPEC

一、腹膜假黏液瘤C-HIPEC的意义

PMP是阑尾黏液性肿瘤或其他器官来源的黏液性肿瘤破裂或穿孔、广泛种植于腹盆腔腹膜，瘤细胞不断分泌黏液最终产生大量胶冻状黏液，形成的一种恶性肿瘤临床综合征。流行病学表明，PMP发病率较低，属罕见病。目前学界对PMP特征已基本达成共识，认为约90%PMP来源于阑尾黏液性肿瘤，经典病理发展过程为黏液性肿瘤细胞突破阑尾腔，并随着腹腔生理性腹水的流体动力学路径到达并种植于腹盆腔各个部位，即所谓"肿瘤再分布现象"。病理学上将PMP分为4类，包括无细胞性黏液、腹膜低级别黏液癌、腹膜高级别黏液癌、腹膜高级别黏液癌伴印戒细胞癌。

低级别PMP是一种侵袭行为较弱的肿瘤，较少浸润腹盆腔脏器实质，因此病程较长，高级别PMP则侵袭性强，进展较迅速。长期以来，国内对PMP认识不足、研究匮乏，经常出现误诊或漏诊。治疗上仅限于反复CRS、姑息性化疗等治疗手段，临床疗效不佳，患者生活质量及预后均较差。直至20世纪80年代，国外学者报道CRS联合HIPEC治疗PMP的成功案例，为PMP治疗指明了新方向。此后，国际上逐步发展形成了以

CRS+HIPEC为核心的PMP整合治疗策略。近40年研究结果表明，经严格筛选的PMP患者，行规范性CRS+HIPEC可显著延长生存期，围手术期不良事件无明显增加，安全性可接受，已成为PMP的标准治疗方案。

二、腹膜假黏液瘤C-HIPEC适应证

由于C-HIPEC于CRS术后进行，其适应证和禁忌证与CRS直接相关。

（1）年龄不超过75岁。超过75岁慎重选择，一般情况良好者，可酌情考虑CRS+C-HIPEC。

（2）KPS评分>70分。

（3）中等程度腹膜转移（PCI≤20）。PCI >20分仍可达到满意CRS切除者，也可酌情考虑CRS+C-HIPEC。与其他肿瘤来源腹膜转移不同的是，PMP即使PCI评分较高，通过彻底CRS后也可获得良好预后。

（4）外周血白细胞计数≥$3.5×10^9$/L，血小板计数≥$80×10^9$/L。

（5）适宜肝功能：总胆红素、AST、ALT≤2×正常值上限。

（6）适宜肾功能：血肌酐值<1.2×正常值上限。

（7）心、肝、肺、肾及其他主要脏器功能可耐受长时间大手术。

三、腹膜假黏液瘤C-HIPEC禁忌证

（1）各种原因所致腹腔内广泛粘连。

（2）吻合口存在水肿、缺血、张力等愈合不良因素。

（3）完全肠梗阻。

（4）严重心血管系统病变或明显肝肾功能不全。

（5）合并严重骨髓抑制，外周血白细胞、血小板低下。

（6）合并远处器官（肝脏、肺、脑、骨等）多处转移。

（7）严重感染性疾病，尤其是严重腹腔感染。

（8）严重出血倾向或者凝血功能障碍。

（9）生命体征不稳定。

（10）恶病质。

四、腹膜假黏液瘤C-HIPEC主要并发症

（一）主要并发症及原因

可分为与C-HIPEC相关和与手术相关两类。

（1）C-HIPEC相关并发症：

①骨髓抑制：主要与化疗药的副反应相关，75岁以

上高龄、曾化疗致骨髓增生异常或一般情况差、营养不良、免疫力低等高危因素都可增加骨髓抑制发生率。

②腹腔感染：灌注导管维护，灌注过程操作有可能增加腹腔感染发生率。

（2）手术相关并发症：主要与术中操作相关，但可能会在进行C-HIPEC治疗过程中出现。

①出血：手术止血不彻底，血管夹脱落、CRS手术创面渗血等都会导致术后或C-HIPEC治疗时或治疗后腹腔出血。

②漏（吻合口漏、肠漏、胆漏、胰漏、尿漏）：吻合口漏和肠漏等发生主要与营养状况、吻合口血运和张力、吻合技术等相关，与C-HIPEC无明确相关。

③感染（肺部感染、腹腔感染）：源于肺炎所致的肺部感染、源于吻合口漏和肠漏的腹腔感染将直接影响患者C-HIPEC治疗和预后。

（二）主要并发症的预防与处理

（1）骨髓抑制：对骨髓抑制高危患者，应充分评估C-HIPEC的化疗药物风险，如需应用，药物用量务必减量，不应以常规治疗为标准。一旦发生骨髓抑制，应尽早发现和处理，合理应用升白、升血小板治疗，甚至输注血小板，同时给予营养支持、提高免疫力、补充球蛋白等一系列系统性处理。

（2）感染：术前充分的呼吸道准备、化痰、加强肺功能锻炼，术后常规化痰、雾化咳嗽锻炼能够减少术后肺炎的发生；术中严格无菌原则、术后准确充分引流对预防和及时处理腹腔感染及吻合口漏或肠漏有帮助，加强灌注管道护理，灌注过程严循无菌操作，避免灌注源性感染。

（3）出血：手术充分检查创面，必要时予血管断端双重血管夹止血和加固缝合，CRS创面渗血需充分缝扎、电凝止血；发现出血后需积极止血、输血治疗，密切观察出血量及出血速度，必要时紧急手术止血。

（4）漏（吻合口漏、肠漏、胆漏、胰漏、尿漏）：术中精细操作，加强组织保护并及时发现组织损伤及薄弱区予以修补，保证吻合口良好的血运和张力，正确的吻合方式及加固、术前充分评估、术后肠内肠外结合营养支持，在一定程度上可减少各种漏的发生率。加强对腹腔引流液的观察和检测，及时发现漏并停止C-HIPEC治疗至关重要。出现吻合口漏的处理方法与常规术后消化道漏的处理原则一致。

第九章

腹膜恶性间皮瘤C-HIPEC

一、腹膜恶性间皮瘤C-HIPEC的意义

MPM是来源于腹膜间皮的一种恶性肿瘤。MPM可分为上皮来源的上皮型、间叶来源的肉瘤型和二者来源的混合型。MPM可发生于腹膜壁层或脏层，呈弥漫型或局限型分布。MPM可直接侵犯腹、盆腔脏器，也可种植于腹盆腔脏器表面，晚期MPM患者瘤细胞也可通过淋巴或血行转移至其他脏器。MPM以手术、化疗、放疗等整合治疗为主，CRS+HIPEC可显著提高MPM长期存活率和无瘤生存期，改善生活质量，临床疗效较好。

20世纪90年代前，MPM患者常仅接受全身化疗、姑息手术，少数接受全腹放疗，总体疗效不佳，一般预后不良，未经治疗者生存期约为5~12个月，经多种方法治疗者中位生存期也仅16个月。与疾病自然生存期相比，治疗后生存期无明显提高。近年来，国内外学者把以最大限度肿瘤切除为目标的CRS及HIPEC引入伴腹膜扩散的各种实体瘤的治疗方案，取得明显疗效，后来成功引入MPM治疗，效果显著提高，中位生存期已接近5年。

MPM是一种对系统化疗反应较低的肿瘤。近20余年，通过系列临床试验，证实CRS+C-HIPEC为主的整

合治疗对MPM生存获益明显优于系统化疗，CRS尽可能切除腹腔内肉眼可见肿瘤病灶，C-HIPEC可控制术后残留的FCC、微小转移结节及亚临床病灶。

二、腹膜恶性间皮瘤C-HIPEC适应证

C-HIPEC适应证与PMP基本相同。MPM患者确诊时多为晚期，单纯手术常难以根治切除，且多伴腹腔积液，因此，MPM患者均推荐使用C-HIPEC治疗，其应用主要有以下三个方面。

（1）达到满意CRS后的C-HIPEC，可以预防MPM复发。

（2）CRS后治疗性的C-HIPEC，可治疗残存的MPM组织。

（3）姑息性C-HIPEC用于腹腔广泛转移或大量腹水不能手术的MPM患者。

三、腹膜恶性间皮瘤C-HIPEC禁忌证

（1）各种原因所致腹腔内广泛粘连。

（2）吻合口存在水肿、缺血、张力等愈合不良因素。

（3）完全肠梗阻。

（4）明显肝肾功能不全。

（5）合并严重骨髓抑制，外周血白细胞、血小板低下。

（6）严重心血管系统病变。

（7）感染性疾病，尤其是严重腹腔感染。

（8）严重出血倾向或者凝血功能障碍。

（9）生命体征不稳定。

（10）恶病质。

四、腹膜恶性间皮瘤C-HIPEC主要并发症

同上一章节的PMP。

第十章

肝胆胰癌 C-HIPEC

一、肝胆胰癌 C-HIPEC 的意义

（一）肝细胞肝癌

肝细胞肝癌（hepatocellular carcinoma，HCC）是肝癌的主要组织学亚型，占原发性肝癌 90%。我国是 HCC 高发国家，早期 HCC 以手术切除和射频消融等根治性治疗为主，术后 5 年存活率已达 60%~80%，约 70% 患者在术后 5 年内出现复发。约 10% 的 HCC 最终因破裂出血致死，HCC 破裂可致肿瘤腹腔播散，HCC 本身也致腹腔肿瘤播散，即使手术切除，仍有部分出现腹膜种植转移，严重影响预后，以上原因均致腹水产生，临床处理棘手。患者需要通过 MDT to HIM 制定个体化整合诊疗方案，从而延长生存时间、提高生存质量。

（二）胆管癌

胆管癌指来源于胆道及胆囊上皮的一组高度异质性恶性肿瘤。预后很差，肿瘤无法切除或伴转移者，中位生存时间小于 1 年。其中，腹膜转移是胆管癌常见的转移方式，约占肿瘤转移的 1/3，也是导致患者无法接受根治性手术的主要因素之一，至今仍是临床处理的难点。

（三）胰腺癌

胰腺癌（pancreatic carcinoma，PAC）恶性程度高、预后不良，发病年龄多为40~65岁，起病隐匿，早期无特异临床表现。预后极为不佳，年龄标准化后的5年生存率仅为7.2%。胰腺癌恶性程度高，根治术后复发率可达75%，大部分肿瘤复发位于腹腔内，在胰腺外复发中肝脏和腹膜复发约占86%。手术操作也是导致癌细胞在腹腔内播散的潜在因素，胰腺癌手术操作涉及切除器官多、时间长，腹腔内环境变化剧烈，研究发现，术中切除肿瘤前FCC检出率为8%，切除肿瘤后FCC检出率为33%。

综上所述，肝细胞肝癌、胆管癌和胰腺癌本身和根治术后均易出现腹膜复发转移。腹膜转移患者病情复杂，就诊时多已处晚期，临床表现常见大量腹水，可致肠梗阻、进食困难、低蛋白血症、严重营养不良等，已成为患者的主要致死因素，治疗和预防肝胆胰肿瘤的腹膜转移是提高患者生存率和生存质量的关键。

C-HIPEC在预防及治疗腹腔转移性肿瘤已广泛推广，在防治进展期胃癌、结直肠癌及卵巢癌等腹膜转移及恶性腹水有独特疗效。目前关于C-HIPEC在肝胆胰肿瘤中的应用也做了初步探索，开始用于肝胆胰肿瘤腹膜转移的预防和治疗，获得了较好的疗效并逐步推广应用。

二、C-HIPEC在肝胆胰癌腹膜转移防治中的应用

（一）肝细胞肝癌

HCC预后较差，因肿瘤破裂出血、肝硬化和血管癌栓等也易出现腹腔肿瘤播散，患者中位生存时间小于1年。C-HIPEC不仅可治疗HCC腹膜转移，还可降低术后腹膜转移发生率及并发的癌性腹水，能明显改善患者的临床症状。HCC患者因肿瘤破裂出血导致癌细胞在腹腔内的广泛播散，行肝切除联合C-HIPEC能有效预防术后肿瘤复发，对预防腹腔种植转移有明显优势，在国内多家医院已取得良好疗效。

肝移植是肝癌根治性治疗手段之一，尤其适用于肝功能失代偿、不适合手术切除及消融治疗的小肝癌患者，显著改善了部分肝癌患者预后。但部分患者移植术后肿瘤复发转移，导致腹膜弥散转移甚至恶性腹水者并不少见。C-HIPEC用于肝癌肝移植术后出现腹膜转移，不仅能控制腹膜肿瘤还能控制恶性腹水。依据国内肝移

植经验，不仅可在肝移植术前应用C-HIPEC治疗，如果肝移植术中意外发现已有腹膜转移，可考虑先行腹膜转移瘤切除并加做1次C-HIPEC治疗，待C-HIPEC治疗结束后再行肝移植手术，可降低术后腹膜转移复发率。不推荐肝移植术后行C-HIPEC以预防腹膜转移，主要考虑移植后血管、胆管吻合口在化疗药物浸泡和灌注液机械冲刷下可能会产生狭窄、破裂等并发症。

因此，C-HIPEC作为肝癌的一种疗法，疗效明确，具有创伤小、安全有效等优势，有很好应用前景。

（二）胆管癌

胆管癌容易出现腹膜转移，患者常失去根治术机会，化疗、靶向和免疫治疗总体效果不佳，中位生存期2~3个月。对胆道肿瘤无法根治者应用C-HIPEC，副作用明显小于常规静脉化疗，能延长生存时间和改善生活质量。对胆囊癌、肝内胆管癌伴腹膜转移者，CRS联合C-HIPEC可明显延长生存时间，效果明显优于常规CRS，C-HIPEC不会增加胆肠吻合口漏、肝创面出血和胆漏等并发症，不会引起骨髓抑制、胃肠道反应、肝衰竭和肾衰竭等严重不良反应。

对胆囊癌和肝内胆管癌可接受根治术者，可用C-

HIPEC模式中的预防模式：CIS+C-HIPEC。该模式不增加术后并发症发生率，对T3期及以上的胆囊癌和肝内胆管癌，CIS+C-HIPEC可有效预防术后腹膜转移，这部分患者的肿瘤虽未发生腹膜转移但已穿透浆膜，腹腔内可能已经出现FCC和亚临床病灶，手术操作也有可能导致FCC种植于腹膜。研究表明胆管癌的FCC阳性率可达57.9%，C-HIPEC可有效清除FCC和潜在的亚临床病灶，以降低腹膜转移和肿瘤腹腔复发转移的发生，从而提高远期生存率。

（三）胰腺癌

胰腺癌恶性程度高、容易出现FCC，外科操作也可引起瘤细胞腹腔播散，C-HIPEC结合热效应和腹腔内化疗优势，可有效清除FCC。但胰腺癌手术操作复杂，术后胰漏发生较常见，所致并发症处理更为棘手，尤其是胰头癌行胰十二指肠切除术常有3~4个吻合口，术后并发症较多。目前国内外只有少数几个胰腺癌治疗中心行胰十二指肠切除术+C-HIPEC治疗，但初步研究表明C-HIPEC并未增加胰腺癌患者术后吻合口漏发生率，特别是胰漏发生率并无明显增加，也未增加其他并发症发生率，且可延长胰头癌根治术后总生存时间。CACA指南已将 C-HIPEC 纳入胰腺癌整合诊治指南中，作为胰腺癌整合治疗中的新兴手段，目前受到国内外胰腺外科同道广泛关注，但需更大样本、更高质量临床研究证实其疗效。

恶性腹水是晚期胰腺癌常见临床表现，预后一般很差，1年生存率不足10%。大量腹水显著增加腹腔内压力，引起腹胀、腹痛、呼吸困难等症状，严重影响生存质量。C-HIPEC 在治疗胰腺癌恶性腹水具有独特优势，可有效逆转胰腺癌细胞耐药性，降低化疗药物全身不良反应，减轻腹水症状、改善生活质量，提高晚期胰腺癌患者生存率，效果明显优于腹腔穿刺引流放液、利尿脱水治疗等。

综上所述，CIS 联合 C-HIPEC 可降低肝胆胰癌术后腹膜转移发生率，延长根治术后患者的生存时间。CRS 联合 C-HIPEC 可有效治疗肝胆胰癌伴腹膜转移，显著延长患者生存时间。C-HIPEC 技术相关并发症和死亡率低，是安全有效的疗法。然而，目前研究仍较少，应用范围局限在国内几个大的肝胆胰中心，需要大样本随机对照研究来进一步验证临床效果，以便进一步在临床上推广应用。

三、肝癌C-HIPEC适应证与禁忌证

（一）肝癌C-HIPEC适应证

1. 预防模式：CIS+HIPEC

适于肝癌术后腹膜转移高危者，包括：①肝癌破裂出血。②肿瘤突破肝包膜。③肿瘤侵犯膈肌或网膜粘连。④伴有血管癌栓。⑤肿瘤靠近大血管致手术切缘<0.5cm。HCC肿瘤切除后行1~2次C-HIPEC治疗，可清除腹腔内FCC和潜在亚临床病灶，降低术后腹膜转移和肿瘤复发，提高远期生存率。

2. 治疗模式：CRS+HIPEC

适于已经发生腹膜转移的肝癌，患者肝功能和体力评分良好、耐受较佳，CRS应在保证手术安全前提下尽可能切除腹腔内肉眼可见的肿瘤病灶，最大限度降低肿瘤负荷。

肝癌腹膜转移C-HIPEC适应证

（1）年龄20~75岁。

（2）KPS评分>70分。

（3）预计生存期>3个月。

（4）肝功能Child A级。

（二）肝癌C-HIPEC禁忌证

（1）腹腔内广泛严重粘连。

（2）存在门脉主干或脾静脉、肠系膜上静脉的血栓形成。

（3）各种原因所致无法置管。

（4）骨髓功能低下。

（5）重要脏器严重功能不全。

（6）严重腹腔感染。

（7）严重凝血功能障碍。

（8）术后腹腔持续较大量渗血。

（9）生命体征不稳。

（10）身体严重虚弱、恶病质。

四、胆管癌C-HIPEC适应证和禁忌证

（一）胆管癌C-HIPEC适应证

（1）预防模式：CIS+C-HIPEC

适于伴腹膜转移高危因素的胆管癌患者，包括①T3、T4期肿瘤。②FCC阳性。③淋巴结转移。④伴有血管/淋巴管癌栓、神经侵犯。⑤肿瘤≥5cm。

根治术后行1~2次C-HIPEC治疗，可清除腹腔内FCC和潜在亚临床病灶，降低术后腹膜转移和肿瘤复

发，提高远期生存率。

（2）治疗模式：CRS+HIPEC

适于已经发生腹膜转移的胆管癌患者，或根据NCCN指南判断为不可切除胆管癌，如合并恶性腹水或肝转移等远处转移，患者耐受较佳、肝功能良好，CRS可在保证手术安全前提下，尽可能切除腹腔内肉眼可见的腹膜肿瘤病灶，最大限度地降低肿瘤负荷，尤其是获得满意CRS者，经C-HIPEC治疗可显著提高胆管癌腹膜转移患者术后生存率和生存质量。

胆管癌腹膜转移适应证：

（1）年龄20~75岁。

（2）KPS评分>70分。

（3）预计生存期>3个月。

（4）肝功能Child A级。

（二）胆管癌C-HIPEC禁忌证

（1）经过减黄治疗后，血清总胆红素水平仍高于100 μmol/L。

（2）各种原因所致无法置管，如肠梗阻腹胀严重、腹腔严重粘连。

（3）骨髓功能低下，外周血白细胞、血小板数低于正常值下限。

（4）各种重要脏器严重功能不全，包括心脏、肝脏、肾脏等。

（5）严重腹腔感染性疾病，如腹腔内脓肿。

（6）严重出凝血障碍。

（7）晚期肿瘤患者恶病质。

（8）术后有明显的活动性出血。

（9）术后怀疑有肝功能衰竭的风险。

五、胰腺癌C-HIPEC适应证和禁忌证

（一）胰腺癌C-HIPEC适应证

（1）预防模式：CIS+C-HIPEC

适于伴腹膜转移高危因素的胰腺癌患者，包括①T3、T4期肿瘤。②FCC阳性。③淋巴结转移。④伴血管/淋巴管癌栓、神经侵犯。⑤术中发现肿瘤侵犯浆膜面。

胰体尾癌根治术后可适用C-HIPEC，胰头癌行胰十二指肠切除术后也可适用C-HIPEC，术中放置管路后、关腹前行1次HIPEC，在保证安全前提下，可在术后3天内再行1次C-HIPEC。

（2）治疗模式：CRS+C-HIPEC

适于已发生腹膜转移的胰腺癌患者，或根据NCCN

指南判断为不可切除胰腺癌，如合并恶性腹水或肝转移等。可用于腹膜转移较局限、PCI分数较低及耐受较佳者。CRS应在保证手术安全前提下，尽可能切除腹腔内肉眼可见腹膜肿瘤病灶，最大限度地降低肿瘤负荷，尤其是获得满意CRS者，经C-HIPEC治疗可显著提高胰腺癌腹膜转移患者术后生存率和生存质量。

胰腺癌腹膜转移适应证

（1）年龄20~75岁。

（2）KPS评分>70分。

（3）中等程度腹膜转移（PCI≤20）。

（4）病变局限于腹腔内转移。

（5）根据组织病理学或细胞学诊断为胰腺癌，或影像学检查联合实验室检查结果及临床表现确诊为胰腺癌。

（二）胰腺癌C-HIPEC禁忌证

（1）各种原因所致腹腔内广泛粘连。

（2）各种原因所致无法置管，如肠梗阻腹胀严重。

（3）骨髓功能低下，外周血白细胞、血小板数量低于正常值下限。

（4）各种重要脏器严重功能不全，包括心脏、肝脏、肾脏等。

（5）严重腹腔感染性疾病，如腹腔内脓肿。

（6）严重凝血障碍。

（7）晚期肿瘤患者恶病质。

六、肝胆胰癌C-HIPEC主要并发症

（一）肝胆癌C-HIPEC主要并发症的预防与处理

（1）肝功能损害

多数患者伴有肝脏基础疾病，需行肝脏部分切除，甚至大范围肝脏切除，对肝癌术后C-HIPEC的肝脏损害应重点关注。如出现术后第5天凝血酶原时间<50%，同时存在血清胆红素>50μmmol/L，考虑暂停C-HIPEC治疗；无肝纤维化患者在肝切除术后血清胆红素峰值>120μmmol/L，也应暂停C-HIPEC治疗。

国际肝脏外科研究小组（ISGLS）提出了术后肝功能衰竭的严重程度分级标准（表1）。将其分为3级，其中A级表示肝功能暂时性、小范围恶化，不需侵入性治疗；B级表示偏离预期结果，但仍可控，不需侵入性治疗；C级表示出现严重肝衰竭及多器官功能衰竭，需要侵入性治疗。对A级患者，建议继续做C-HIPEC治疗，但化疗药物剂量减半，严密观察肝功能变化；B级建议

暂停；C级建议终止。

表1 ISGLS PHLF分级标准

分级	诊断标准	临床表现
A级	尿排量 > 0.5mL/(kg·h) 尿素氮 < 150mg/dl 血氧饱和度 > 90% INR < 1.5	无
B级	尿排量≤0.5mL/(kg·h) 尿素氮 < 150mg/dl 吸氧后血氧饱和度 < 90% 1.5≤INR < 2.0	腹水 体重增加 呼吸急促 意识模糊 肝性脑病
C级	尿排量≤0.5mL/(kg·h) 尿素氮≥150mg/dl 吸氧后血氧饱和度≤85% INR > 2.0	肾衰竭 血流动力学不稳定 呼吸衰竭 大量腹水 肝性脑病

（2）肾毒性反应

使用铂类化疗药物行C-HIPEC治疗时，注意补液量要在2000mL以上，监测尿量及肌酐变化，如既往有肾脏基础病或合并肾损害的危险因素，肌酐升高超过正常值时应暂停C-HIPEC治疗。

（3）骨髓抑制

应用5-FU和铂类药物行C-HIPEC治疗时对骨髓抑制较小，用吉西他滨应关注骨髓抑制，表现为白细胞或血小板降低，如白细胞计数低于$2.0×10^9$/L，应使用升白药物，待恢复正常后再考虑C-HIPEC治疗，血小板明显减少可用白介素-11治疗。

（4）胃肠道反应

腹痛、腹胀较常见，患者可能会有轻微不适，降低循环液流速，大部分患者适应后会有所缓解，如患者完全不能耐受，需立刻停止C-HIPEC治疗。恶心呕吐较常见，常为化疗药引起，可予肌注甲氧氯普胺对症治疗，多数会缓解，还需注意水电解质平衡。

（5）一过性体温升高

C-HIPEC治疗时患者常会出汗，极少数会大汗淋漓。给予通风处理或物理散热后多数可缓解，大部分治疗结束后即恢复正常；少部分患者C-HIPEC治疗后会有发热现象，一般为38℃以下，物理降温后可降至正常。如果C-HIPEC治疗后出现持续高热，应警惕有无合并腹腔感染、骨髓抑制等其他问题，同时暂停C-HIPEC治疗，待排除感染、体温恢复正常后再考虑C-HIPEC治疗。

（6）呼吸困难

可能与腹腔灌注液体量过多有关，应适当减少灌注量，降低灌注速度，同时解除心理因素，严重时暂停C-

HIPEC治疗。

（7）水电解质紊乱

C-HIPEC一般用生理盐水做灌注液较少发生水电解质紊乱，如用葡萄糖注射液或灭菌注射用水作为灌注液，应检测患者电解质，注意调整补液量和种类，维持水电解质平衡。使用顺铂要水化，部分患者可能出现低钾血症，应口服或静脉补钾。

（8）术后出血

C-HIPEC治疗不会增加肝脏术后出血风险，对即将行C-HIPEC治疗的肝脏手术患者，术中肝脏创面处理应格外认真，肝断面应仔细缝扎每一处出血点，必要时可行肝创面对拢缝合以减少创面渗出和出血。如术后出现引流管出血每小时>50mL或灌注液持续鲜红，要及时检查血常规，可疑术后出血则停止治疗。

（9）胆肠吻合漏

C-HIPEC并不增加胆肠吻合口漏发生率。置管时尽量避免入水管对吻合口的直接冲洗，尽量避免文氏孔附近放置热灌注管，而把腹腔右上象限灌注管放于右膈下，若必须在文氏孔放置热灌注管，则尽量使其为出水管，以降低灌注液水流对吻合口机械冲刷力。

（10）心理抵触

需特别注意的是，多数患者常对C-HIPEC不了解，多会产生排斥、抵触、抗拒心理，需要跟患者仔细沟通，排除患者心理障碍，对不良反应减少很有帮助。

（二）胰腺癌C-HIPEC主要并发症的预防与处理

目前主要焦点在C-HIPEC是否会增加胰腺癌术后胰漏的发生率。胰漏是胰腺外科难题之一，尽管各种新方法、新技术不断推出，但胰漏始终伴随胰腺手术发生。C-HIPEC并不会增加胰漏、胆漏、胃肠漏等术后并发症。如发生相关手术并发症，如胰漏、胆漏、胃肠漏、出血、腹腔内脓肿和术后胃排空延迟等并发症，则立即停止C-HIPEC治疗，根据并发症行相应处理。此外，C-HIPEC在治疗胰腺癌中可能会出现以下并发症。

（1）腹痛、腹胀

腹痛、腹胀较常见，原因是在灌注中腹腔内液体量可达3000mL，液体冲刷腹腔内肠道和其他脏器也可增加腹痛、腹胀等症状，灌注结束后释放出腹腔大部分液体，腹痛、腹胀可自行缓解。在治疗前，应进行心理指导，以缓解紧张情绪。此外，镇痛药如哌替啶和氟比洛芬酯也可用于预防不良反应。

（2）心率加快

患者出现心率加速超过100次/min，要排除灌注管道堵塞，观察呼吸和血氧饱和度，加强补液同时口服β受体阻滞剂减慢心率。热灌注管堵塞原因可能：①腹腔内纤维素样物质、脱落组织和腹腔内渗出液堵塞管路。②体外热灌注管固定时打折弯曲，或灌注液注入后重力导致管路扭曲。③灌注管移位导致侧孔位于腹壁内。灌注中解决管路堵塞办法包括调换热灌注进水出水口位置、旋转管路、盐水冲洗管路、部分拔出管路后置入、患者取半卧位避免挤压管路等。

（3）体温升高

在C-HIPEC期间，患者体温通常会轻微升高，一般低于38.5℃，无须特殊治疗。如升至38.5℃以上，则需排除感染因素。

（4）肠粘连

C-HIPEC理论上可导致腹膜无菌性炎症，引起腹膜纤维蛋白渗出，导致肠粘连，但C-HIPEC产生的肠粘连导致的肠梗阻很少见。如果出现，暂停C-HIPEC治疗，予胃肠减压、肠外营养及药物积极治疗大部分可缓解。

（5）骨髓抑制

部分患者行C-HIPEC可能发生骨髓抑制，以中性粒细胞减少为主，予粒细胞集落刺激因子多可缓解；血小板减少为少见并发症，予白介素-11疗效明显。

参考文献

1. 樊代明.中国肿瘤整合诊治指南（CACA）天津：天津科学技术出版社，2022.

2. 樊代明.整合肿瘤学·临床卷.北京：科学出版社，2021.

3. 樊代明.整合肿瘤学·基础卷.西安：世界图书出版西安有限公司，2021.

4. 中国抗癌协会腹膜肿瘤专业委员会，广东省抗癌协会肿瘤热疗专业委员会.中国腹腔热灌注化疗技术临床应用专家共识（2019版）.中华医学杂志，2020，02：89-90.

5. Chen W，Zheng R，Baade PD，et al. Cancer statistics in China，2015. CA Cancer J Clin，2016，66（2）：115-132.

6. Sung H，Ferlay J，Siegel RL，et al. Global Cancer Statistics 2020：GLOBOCAN Estimates of Incidence and Mortality Worldwide for 36 Cancers in 185 Countries. CA Cancer J Clin，2021，71（3）：209-249.

7. 崔书中.体腔热灌注治疗.北京：人民卫生出版社，2021.

8.Lei Z，Wang J，Cui S，et al. Hyperthermic intraperitoneal chemotherapy for gastric cancer with peritoneal metastasis： A multicenter propensity score-matched cohort study. Chin J Cancer Res，2020，32（6）：794-803.

9.关天培，雷子颖，崔书中.结肠直肠癌腹膜转移防治临床研究.外科理论与实践，2021，26（01）：7-10.

10.Lheureux S，Gourley C，Vergote I，et al. Epithelial ovarian cancer. Lancet，2019，393（10177）：1240-1253.

11.Chua TC，Moran BJ，Sugarbaker P H，et al. Early-and long-term outcome data of patients with pseudomyxoma peritonei from appendiceal origin treated by a strategy of cytoreductive surgery and hyperthermic intraperitoneal chemotherapy. J Clin Oncol，2012，30（20）：2449-2456.

12.Bonnot PE，Piessen G，Kepenekian V，et al. Cytoreductive Surgery With or Without Hyperthermic Intraperitoneal Chemotherapy for Gastric Cancer With Peritoneal Metastases（CYTO-CHIP study）：A Propensity Score Analysis. J Clin Oncol，2019；37（23）：2028-2040.

13. Van Stein RM， Aalbers AGJ， Sonke GS， et al. Hyperthermic Intraperitoneal Chemotherapy for Ovarian and Colorectal Cancer：A Review. JAMA Oncol，2021；7（8）：1231-1238.

14. Pascual-Antón L，Cardeñes B，Sainz de la Cuesta R，et al. Mesothelial-to-Mesenchymal Transition and Exosomes in Peritoneal Metastasis of Ovarian Cancer. Int J Mol Sci，2021，22（21）：11496.

15. Mikuła-Pietrasik J，Uruski P，Tykarski A，et al. The peritoneal "soil" for a cancerous "seed"：a comprehensive review of the pathogenesis of intraperitoneal cancer metastases. Cell Mol Life Sci，2018，75（3）：509-525.

16. 李雁. 腹膜肿瘤学理论与实践（第一版）北京：科学技术文献出版社，2021.

17. 李雁，周云峰，梁寒，等. 细胞减灭术加腹腔热灌注化疗治疗腹膜表面肿瘤的专家共识. 中国肿瘤临床，2015，42（04）：198-206.

18. 李晶，吴妙芳，林仲秋. FIGO 2018 妇癌报告——卵巢癌、输卵管癌、腹膜癌诊治指南解读. 中国实用妇科与产科杂志，2019，35（03）：304-314.

19.Glehen O，Passot G，Villeneuve L，et al. GASTRICH-
 IP：D2 resection and hyperthermic intraperitoneal che-
 motherapy in locally advanced gastric carcinoma：a ran-
 domized and multicenter phase III study. BMC Cancer，
 2014，14：183.

20.裴炜，熊斌，崔书中，等.结直肠癌腹膜转移预防和
 治疗腹腔用药中国专家共识（Ⅴ2019）中华结直肠
 疾病电子杂志，2019，8（04）：329-335.

21.李雁，许洪斌，彭正，等.肿瘤细胞减灭术加腹腔热
 灌注化疗治疗腹膜假黏液瘤专家共识.中华医学杂
 志，2019，20：1527-1535.

22.中国抗癌协会腹膜肿瘤专业委员会,中国抗癌协会肿
 瘤热疗专业委员会,北京癌症防治学会肿瘤热疗专业
 委员会.弥漫性恶性腹膜间皮瘤诊治中国专家共识.
 中华医学杂志，2021，101（36）：2839-2849.

23.王锡山，孙力，崔书中，等.中国结直肠癌卵巢转移
 诊疗专家共识（2020版）中华结直肠疾病电子杂志，
 2020，9（02）：115-121.

24.Zuo T，Wong S，Buza N，et al. KRAS mutation of ex-

traovarian implants of serous borderline tumor: prognos-
tic indicator for adverse clinical outcome. Mod Pathol,
2018; 31 (2): 350-357.

25. Valasek MA, Pai RK. An Update on the Diagnosis,
Grading, and Staging of Appendiceal Mucinous Neo-
plasms. Adv Anat Pathol, 2018, 25 (1): 38-60.

26. Cascales-Campos PA, Gil J, Gil E, et al. Treatment of
microscopic disease with hyperthermic intraoperative in-
traperitoneal chemotherapy after complete cytoreduction
improves disease-free survival in patients with stage IIIC/
IV ovarian cancer. Ann Surg Oncol, 2014, 21 (7):
2383-2389.

27. Beeharry MK, Zhu ZL, Zhu ZG, et al. Prophylactic
HIPEC with radical D2 gastrectomy improves survival
and peritoneal recurrence rates for locally advanced gas-
tric cancer: personal experience from a randomized case
control study. BMC Cancer, 2019, 19 (1): 932.

28. Brenkman HJF, Päeva M, van Hillegersberg R, et al.
Prophylactic Hyperthermic Intraperitoneal Chemotherapy
(HIPEC) for Gastric Cancer-A Systematic Review. J

Clin Med，2019，8（10）：1685.

29.梁寒，詹宏杰，王宝贵，等.人结肠癌裸鼠移植瘤热疗和化疗及放疗后凋亡相关基因的变化.中华胃肠外科杂志，2008（03）：270-275.

30.梁寒，李景武，史玉荣，等.热疗对人类结肠癌细胞株细胞黏附因子表达的影响.中华医学杂志，2004（15）：73-77.

31.梁寒.热疗的生物学机制.国外医学（肿瘤学分册），2001（06）：438-441.

32.Sugarbaker P H，et al.腹膜表面肿瘤细胞减灭术与围手术期化疗.科学出版社，2018.

33.Feldman AL，Libutti SK，Pingpank JF，et al. Analysis of factors associated with outcome in patients with malignant peritoneal mesothelioma undergoing surgical debulking and intraperitoneal chemotherapy. J Clin Oncol，2003，21（24）：4560-4567.

34.Ceelen WP，Flessner MF. Intraperitoneal therapy for peritoneal tumors：biophysics and clinical evidence. Nat Rev Clin Oncol，2010，7（2）：108-115.

35.Yan TD，Deraco M，Baratti D，et al. Cytoreductive surgery and hyperthermic intraperitoneal chemotherapy for malignant peritoneal mesothelioma: multi-institutional experience. J Clin Oncol, 2009, 27 (36): 6237-6242.

36. Helm JH, Miura JT, Glenn JA, et al. Cytoreductive surgery and hyperthermic intraperitoneal chemotherapy for malignant peritoneal mesothelioma: a systematic review and meta-analysis. Ann Surg Oncol, 2015, 22 (5): 1686-1693.

37. Lambert LA. Looking up: Recent advances in understanding and treating peritoneal carcinomatosis. CA Cancer J Clin, 2015, 65 (4): 284-298.

38. Vogelzang NJ, Rusthoven JJ, Symanowski J, et al. Phase III study of pemetrexed in combination with cisplatin versus cisplatin alone in patients with malignant pleural mesothelioma. J Clin Oncol, 2003, 21 (14): 2636-2644.

39. Sugarbaker P H. Prevention and Treatment of Peritoneal Metastases from Gastric Cancer. J Clin Med, 2021, 10 (9): 1899.

40. 季加孚，沈琳，徐惠绵，等.胃癌腹膜转移防治中国专家共识.中华普通外科学文献（电子版），2017，11（05）：289-297.

41. 詹宏杰，梁寒，刘洪敏，等.腹腔热灌注化疗对不同病理类型和 Borrmann 分型进展期胃癌患者的预后分析.中国肿瘤临床，2020，47（03）：135-139.

42. 詹宏杰，梁寒，王宝贵，等.进展期胃癌术中腹腔热灌注化疗的预后分析.中国肿瘤临床，2012，39（22）：1730-1733.

43. 詹宏杰，梁寒，王宝贵，等.60例进展期胃癌术中腹腔热灌注化疗的临床观察.中国肿瘤临床，2010，37（04）：229-231.

44. Ba M，Cui S，Long H，et al. Safety and Effectiveness of High-Precision Hyperthermic Intraperitoneal Perfusion Chemotherapy in Peritoneal Carcinomatosis：A Real-World Study. Front Oncol，2021，11：674915.

45. Yang XJ，Huang CQ，Suo T，et al. Cytoreductive surgery and hyperthermic intraperitoneal chemotherapy improves survival of patients with peritoneal carcinomatosis from gastric cancer：final results of a phase III random-

ized clinical trial. Ann Surg Oncol, 2011, 18（6）: 1575-1581.

46. Newhook TE, Agnes A, Blum M, et al. Laparoscopic Hyperthermic Intraperitoneal Chemotherapy is Safe for Patients with Peritoneal Metastases from Gastric Cancer and May Lead to Gastrectomy. Ann Surg Oncol, 2019, 26（5）: 1394-1400.

47. Elias D, Lefevre JH, Chevalier J, et al. Complete cytoreductive surgery plus intraperitoneal chemohyperthermia with oxaliplatin for peritoneal carcinomatosis of colorectal origin. J Clin Oncol, 2009, 27（5）: 681-685.

48. Elias D, Gilly F, Boutitie F, et al. Peritoneal colorectal carcinomatosis treated with surgery and perioperative intraperitoneal chemotherapy: retrospective analysis of 523 patients from a multicentric French study. J Clin Oncol, 2010, 28（1）: 63-68.

49. Honoré C, Gelli M, Francoual J, et al. Ninety percent of the adverse outcomes occur in 10% of patients: can we identify the populations at high risk of developing

C-HIPEC技术

参考文献

peritoneal metastases after curative surgery for colorectal cancer?. Int J Hyperthermia，2017，33（5）：505-510.

50. Hallam S，Tyler R，Price M，et al. Meta-analysis of prognostic factors for patients with colorectal peritoneal metastasis undergoing cytoreductive surgery and heated intraperitoneal chemotherapy. BJS Open，2019，3 （5）：585-594.

51. 中华人民共和国国家卫生和计划生育委员会医政医管局. 中国结直肠癌诊疗规范（2017年版）. 中国实用外科杂志，2018，38（10）：1089-1098.

52. Verwaal VJ，van Ruth S，De Bree E，et al. Randomized trial of cytoreduction and hyperthermic intraperitoneal chemotherapy versus systemic chemotherapy and palliative surgery in patients with peritoneal carcinomatosis of colorectal cancer. J Clin Oncol，2003，21（20）：3737-3743.

53. Botrel TEA，Clark LGO，Paladini L，et al. Efficacy and safety of bevacizumab plus chemotherapy compared to chemotherapy alone in previously untreated advanced or metastatic colorectal cancer：a systematic review and

meta-analysis. BMC Cancer, 2016, 16（1）: 677.

54. Safra T, Grisaru D, Inbar M, et al. Cytoreduction surgery with hyperthermic intraperitoneal chemotherapy in recurrent ovarian cancer improves progression-free survival, especially in BRCA-positive patients - a case-control study. J Surg Oncol, 2014, 110（6）: 661-665.

55. Sioulas VD, Schiavone MB, Kadouri D, et al. Optimal primary management of bulky stage IIIC ovarian, fallopian tube and peritoneal carcinoma: Are the only options complete gross resection at primary debulking surgery or neoadjuvant chemotherapy. Gynecol Oncol, 2017, 145（1）: 15-20.

56. Spiliotis J, Halkia E, Lianos E, et al. Cytoreductive surgery and HIPEC in recurrent epithelial ovarian cancer: a prospective randomized phase III study. Ann Surg Oncol, 2015, 22（5）: 1570-1575.

57. Van Driel WJ, Koole SN, Sikorska K, et al. Hyperthermic Intraperitoneal Chemotherapy in Ovarian Cancer. N Engl J Med, 2018, 378（3）: 230-240.

58. Lei Z，Wang Y，Cui S，et al. Evaluation of Cytoreductive Surgery With or Without Hyperthermic Intraperitoneal Chemotherapy for Stage III Epithelial Ovarian Cancer. JAMA Network Open，2020，3（8）：e2013940.

59. Falandry C，Rousseau F，Mouret-Reynier MA，et al. Efficacy and Safety of First-line Single-Agent Carboplatin vs Carboplatin Plus Paclitaxel for Vulnerable Older Adult Women With Ovarian Cancer：A GINECO/GCIG Randomized Clinical Trial. JAMA Oncol，2021，7（6）：853-861.

60. Pignata S，Scambia G，Ferrandina G，et al. Carboplatin plus paclitaxel versus carboplatin plus pegylated liposomal doxorubicin as first-line treatment for patients with ovarian cancer：the MITO-2 randomized phase III trial. J Clin Oncol，2011，29（27）：3628-3635.

61. Burger RA，Brady MF，Bookman MA，et al. Incorporation of bevacizumab in the primary treatment of ovarian cancer. N Engl J Med，2011，365（26）：2473-2483.

62. Burger RA，Brady MF，Rhee J，et al. Independent radiologic review of the Gynecologic Oncology Group Study

0218，a phase Ⅲ trial of bevacizumab in the primary treatment of advanced epithelial ovarian，primary peritoneal，or fallopian tube cancer. Gynecol Oncol，2013，131（1）：21-26.

63.Chang JS，Kim SW，Kim YJ，et al. Involved-field radiation therapy for recurrent ovarian cancer：Results of a multi-institutional prospective phase Ⅱ trial. Gynecol Oncol，2018，151（1）：39-45.

64.Moran B，Baratti D，Yan TD，et al. Consensus statement on the loco-regional treatment of appendiceal mucinous neoplasms with peritoneal dissemination （pseudomyxoma peritonei）J Surg Oncol，2008，98（4）：277-282.

65.Kusamura S，Barretta F，Yonemura Y，et al. The Role of Hyperthermic Intraperitoneal Chemotherapy in Pseudomyxoma Peritonei After Cytoreductive Surgery. JAMA Surg，2021，156（3）：e206363.

66.广东省限制性临床应用技术质量控制中心，广东省医学会消化道肿瘤学分会.新型冠状病毒肺炎疫情下开展腹腔热灌注化疗防控指引（第一版）广东医学，

2020，41（7）：649-651.

67.Wong EYT，Tan GHC，Kumar M，et al. Hematological toxicities associated with cytoreductive surgery and hyperthermic intraperitoneal chemotherapy. Asia Pac J Clin Oncol，2020，16（2）：e38-e46.

68.Maciver AH，Al-Sukhni E，Esquivel J，et al. Current Delivery of Hyperthermic Intraperitoneal Chemotherapy with Cytoreductive Surgery（CS/HIPEC）and Perioperative Practices：An International Survey of High-Volume Surgeons. Ann Surg Oncol，2017，24（4）：923-930.

69.韩媛.胃肠恶性肿瘤腹腔热灌注化疗个案管理护理实践模式的构建.广州医科大学，2017.

70.韩媛，崔书中，周英，等.晚期胃肠恶性肿瘤患者腹腔热灌注化疗围治疗期营养状况分析.广东医学，2017，38（14）：2135-2137.

71.Tan GHC，Chia CS，Wong JSM，et al. Randomized Controlled Trial Investigating Perioperative Immunonutrition for Patients Undergoing Cytoreductive Surgery（CRS）and Hyperthermic Intraperitoneal Chemotherapy（HIPEC）Ann Surg Oncol，2023，30（2）：777-789.

72. Hsu YC，Szu SY. Effects of Gum Chewing on Recovery From Postoperative Ileus：A Randomized Clinical Trail. J Nurs Res，2022，30（5）：e233.

73. Short V，Herbert G，Perry R，et al. Chewing gum for postoperative recovery of gastrointestinal function. Cochrane Database Syst Rev，2015，（2）：CD006506.

74. 高洪莲，王春美，王晓敏，等. 非药物干预促进胃肠道恶性肿瘤患者术后功能恢复的最佳证据总结. 中华护理杂志，2022，57（02）：215-222.

75. 陈北秀，王彩芳，何勇，等. ERAS理念在晚期卵巢癌患者肿瘤细胞减灭术联合腹腔热灌注化疗的护理实践. 医学理论与实践，2022，35（10）：1764-1766.

76. 王平利. 卵巢癌术后腹腔热灌注化疗患者护理体会. 临床研究，2022，30（06）：164-166.

77. 戴凤君. 优质护理对腹腔热灌注化疗晚期结直肠癌患者的影响. 中国社区医师，2022，38（19）：112-114.

78. 黄银英，陈娜，陈岳霞，等. 卵巢癌腹腔热灌注化疗患者的护理体会. 中国城乡企业卫生，2021，36

（12）：206-207.

79.吕倩，宋保梅，方治宇.认知行为干预联合医护一体化护理模式对卵巢癌术后经腹腔灌注化疗患者的影响.齐鲁护理杂志，2020，26（04）：100-102.

80.崔晓晴.综合护理策略对结直肠癌腹腔灌注化疗患者不良反应的影响.系统医学，2021，6（15）：184-187.

81.Dranichnikov P，Mahteme H，Cashin PH，et al. Coagulopathy and Venous Thromboembolic Events Following Cytoreductive Surgery and Hyperthermic Intraperitoneal Chemotherapy. Ann Surg Oncol，2021，28（12）：7772-7782.

82.Sommariva A，Tonello M，Migliori E，et al. HIPEC as a risk factor for postoperative coagulopathy after cytoreductive surgery for peritoneal metastases. Updates Surg，2022；74（5），1715-1723.

83.李鑫宝，姬忠贺，张彦斌，等.肿瘤细胞减灭术加腹腔热灌注化疗围术期静脉血栓栓塞症的危险因素及防治技术.肿瘤防治研究，2019，46（2）：121-126.

84.李铮，井坤娟，马晨霞，等.手术病人下肢深静脉血栓基本预防依从性护理专案管理.护理研究，2021，35（23）：4282-4285.

85. Pillinger NL，Koh CE，Ansari N，et al. Preoperative cardiopulmonary exercise testing improves risk assessment of morbidity and length of stay following cytoreductive surgery with hyperthermic intraperitoneal chemotherapy. Anaesth Intensive Care，2022，50（6）：447-456.

86. 李璐，王莉.腹腔热灌注化疗过程中灌注液流速影响灌注参数的相关因素分析.医药论坛杂志，2020，41（08）：88-92.

87. 王劭恒，刘鹏飞，高腾，等.不同麻醉方式对腹腔热灌注化疗术患者术后早期疼痛的镇痛效果.吉林大学学报（医学版），2020，46（05）：1043-1049.

88. Akilli H，Gunakan E，Haberal A，et al. Complications of cytoreductive surgery plus hyperthermic intraperitoneal chemotherapy：An evaluation of 100 cases. Int J Gynaecol Obstet，2022，156（3）：560-565.

89. 朱晓慧，甄莉，吴慧琴，等.腹腔热灌注化疗过程中管路不通的原因分析及护理.全科护理，2018，16

（11）：1367-1369.

90. 林文静，张兰梅，刘捷婷，等.晚期卵巢癌腹腔镜下肿瘤细胞减灭术联合腹腔热灌注化疗的护理体会.中西医结合护理（中英文），2019，5（07）：109-111.

91. Peng JS，LaPiano J，Wang K，et al. Restrictive Intraoperative Fluid Rate is Associated with Improved Outcomes in Cytoreductive Surgery and Hyperthermic Intraperitoneal Chemotherapy. Ann Surg Oncol，2022，29（1）：163-173.

92. 王济国，冯兰云，林钧华，等.腹腔热灌注化疗治疗311例恶性腹水的疗效探讨.系统医学，2022，7（03）：191-195.

93. Jiao J，Li C，Yu G，et al. Efficacy of hyperthermic intraperitoneal chemotherapy（HIPEC）in the management of malignant ascites. World J Surg Oncol，2020，18（1）：180.

94. 刘丹霞.先期化疗联合术后腹腔热灌注化疗治疗晚期卵巢癌患者的临床效果及对并发症及预后情况的影响.临床医学研究与实践，2021，6（15）：29-31.

95. 王子君，杨雪莹，李雁，等.卵巢癌术后发生胸腔积液危险因素分析.肿瘤代谢与营养电子杂志，2021，8（02）：184-188.

96.翁雪玲，崇慧敏，汪无云，等.妇科恶性肿瘤患者腹腔热灌注化疗中不良反应观察及护理.重庆医科大学学报，2020，45（05）：679-683.

97.刘佳云，张灵，曾令瑜，等.一件式造口袋在卵巢癌术后腹腔热灌注化疗护理中的应用.护士进修杂志，2019，34（17）：1610-1612.

98.刘铎，王辉，袁紫旭，等.肿瘤细胞减灭术联合腹腔热灌注化疗能否提高结直肠癌腹膜转移患者生存率的 Meta 分析.中华胃肠外科杂志，2021，24（03）：256-263.

99.程国柱，蔡国响.结肠直肠癌腹膜转移的腹腔药物治疗研究.外科理论与实践，2021，26（01）：34-37.

100.Mo S，Dai W，Xiang W，et al. Predictive factors of synchronous colorectal peritoneal metastases：Development of a nomogram and study of its utilities using decision curve analysis. Int J Surg，2018，54（Pt A）：149-155.

101.Gong Q，Song C，Wang X，et al. Hyperthermic intraperitoneal chemotherapy with recombinant mutant human TNF – α and raltitrexed in mice with colorectal-peritoneal carcinomatosis. Exp Biol Med（Maywood），2020，245（6）：542-551.

102.Quénet F，Elias D，Roca L，et al. Cytoreductive surgery plus hyperthermic intraperitoneal chemotherapy versus cytoreductive surgery alone for colorectal peritoneal metastases（PRODIGE 7）：a multicentre，randomised，open –label，phase 3 trial. Lancet Oncol，2021，22（2）：256-266.

103.Zhou S，Jiang Y，Liang J，et al. Neoadjuvant chemotherapy followed by hyperthermic intraperitoneal chemotherapy for patients with colorectal peritoneal metastasis：a retrospective study of its safety and efficacy. World J Surg Oncol，2021，19（1）：151.

104.Li J，Wang AR，Chen XD，et al. Effect of hyperthermic intraperitoneal chemotherapy in combination with cytoreductive surgery on the prognosis of patients with colorectal cancer peritoneal metastasis：a systematic review and meta-analysis. World J Surg Oncol，2022，

20 (1): 200.

105. Polderdijk MCE, Brouwer M, Haverkamp L, et al. Outcomes of Combined Peritoneal and Local Treatment for Patients with Peritoneal and Limited Liver Metastases of Colorectal Origin: A Systematic Review and Meta-Analysis. Ann Surg Oncol, 2022, 29 (3): 1952-1962.

106. Feenstra TM, Verberne CJ, Kok NF, et al. Anastomotic leakage after cytoreductive surgery (CRS) with hyperthermic intraperitoneal chemotherapy (HIPEC) for colorectal cancer. Eur J Surg Oncol, 2022, S0748-7983 (22) 00463-2.

107. Alteri R, Barzi A, Bertaut T. American Cancer Society. Cancer Facts and Figures 2017. In American Cancer Society, Atlanta, Georgia, 2017.

108. Colombo N, Sessa C, du Bois A, et al. ESMO-ESGO consensus conference recommendations on ovarian cancer: pathology and molecular biology, early and advanced stages, borderline tumours and recurrent disease. Ann Oncol, 2019, 30 (5): 672-705.

109.Bristow RE，Tomacruz RS，Armstrong DK，et al. Survival effect of maximal cytoreductive surgery for advanced ovarian carcinoma during the platinum era：a meta-analysis. J Clin Oncol，2002，20（5）：1248-1259.

110.Armstrong DK，Bundy B，Wenzel L，et al. Intraperitoneal cisplatin and paclitaxel in ovarian cancer. N Engl J Med，2006，354（1）：34-43.

111.Alberts DS，Liu PY，Hannigan EV，et al. Intraperitoneal cisplatin plus intravenous cyclophosphamide versus intravenous cisplatin plus intravenous cyclophosphamide for stage III ovarian cancer. N Engl J Med，1996，335（26）：1950-1955.

112.Markman M，Bundy BN，Alberts DS，et al. Phase III trial of standard-dose intravenous cisplatin plus paclitaxel versus moderately high-dose carboplatin followed by intravenous paclitaxel and intraperitoneal cisplatin in small-volume stage III ovarian carcinoma：an intergroup study of the Gynecologic Oncology Group，Southwestern Oncology Group，and Eastern Cooperative Oncology Group. J Clin Oncol, 2001, 19 (4): 1001-1007.

113.Lim MC, Chang SJ, Park B, et al. Survival After Hyperthermic Intraperitoneal Chemotherapy and Primary or Interval Cytoreductive Surgery in Ovarian Cancer: A Randomized Clinical Trial. JAMA Surg, 2022, 157 (5): 374-383.

114.Antonio CCP, Alida GG, Elena GG, et al. Cytoreductive Surgery With or Without HIPEC After Neoadjuvant Chemotherapy in Ovarian Cancer: A Phase 3 Clinical Trial. Ann Surg Oncol, 2022, 29 (4): 2617-2625.

115.Li J, Wu M, Li H, et al. 2370 Effects of neoadjuvant hyperthermic intraperitoneal chemotherapy on chemotherapy response score and recurrence for high-grade serous ovarian cancer patients with advanced disease. Annals of Oncology, 2020, 31: S1336.

116.Gao T, Huang XX, Wang WY, et al. Feasibility and safety of neoadjuvant laparoscopic hyperthermic intraperitoneal chemotherapy in patients with advanced stage ovarian cancer: a single-center experience. Cancer Manag Res，2019，11：6931-6940.

117.Gouy S，Ferron G，Glehen O，et al. Results of a multicenter phase I dose-finding trial of hyperthermic intraperitoneal cisplatin after neoadjuvant chemotherapy and complete cytoreductive surgery and followed by maintenance bevacizumab in initially unresectable ovarian cancer. Gynecol Oncol，2016，142（2）：237-242.

118.Sin EI，Chia CS，Tan GHC，et al. Acute kidney injury in ovarian cancer patients undergoing cytoreductive surgery and hyperthermic intra-peritoneal chemotherapy. Int J Hyperthermia，2017，33（6）：690-695.

119.Chan CY，Li H，Wu MF，et al. A Dose-Finding Trial for Hyperthermic Intraperitoneal Cisplatin in Gynecological Cancer Patients Receiving Hyperthermic Intraperitoneal Chemotherapy. Front Oncol，2021，11：616264.

120.Wang WY，Wu MF，Wu DB，et al. Calculating the dose of cisplatin that is actually utilized in hyperthermic intraperitoneal chemotherapy among ovarian cancer patients. J Ovarian Res，2021，14（1）：9.

121. Younossi Z, Stepanova M, Ong JP, et al. Nonalcoholic Steatohepatitis Is the Fastest Growing Cause of Hepatocellular Carcinoma in Liver Transplant Candidates. Clin Gastroenterol Hepatol, 2019, 17 (4): 748-755.e3.

122. Bray F, Ferlay J, Soerjomataram I, et al. Global cancer statistics 2018: GLOBOCAN estimates of incidence and mortality worldwide for 36 cancers in 185 countries. CA Cancer J Clin, 2018, 68 (6): 394-424.

123. Schwarz L, Bubenheim M, Zemour J, et al. Bleeding Recurrence and Mortality Following Interventional Management of Spontaneous HCC Rupture: Results of a Multicenter European Study. World J Surg. 2018, 42 (1): 225-232.

124. Jin HB, Lu L, Xie L, et al. Concentration changes in gemcitabine and its metabolites after hyperthermia in pancreatic cancer cells assessed using RP-HPLC. Cell Mol Biol Lett, 2019, 24: 30.

125. Piso P, Nedelcut SD, Rau B, et al. Morbidity and

Mortality Following Cytoreductive Surgery and Hyperthermic Intraperitoneal Chemotherapy: Data from the DGAV StuDoQ Registry with 2149 Consecutive Patients. Ann Surg Oncol, 2019, 26（1）: 148-154.

126. 李斌，姜小清，易滨，等. "计划性肝切除"体系的肝门部胆管癌Bismuth-Corlette改进分型. 中国实用外科杂志，2018，38（6）: 679-683.

127. Mahmood J, Shukla HD, Soman S, et al. Immunotherapy, Radiotherapy, and Hyperthermia: A Combined Therapeutic Approach in Pancreatic Cancer Treatment. Cancers（Basel），2018，10（12）: 469.

128. Groot VP, Rezaee N, Wu W, et al. Patterns, Timing, and Predictors of Recurrence Following Pancreatectomy for Pancreatic Ductal Adenocarcinoma. Ann Surg, 2018, 267（5）: 936-945.

129. Steen MW, Van Duijvenbode DC, Dijk F, et al. Tumor manipulation during pancreatic resection for pancreatic cancer induces dissemination of tumor cells into the peritoneal cavity: a systematic review. HPB（Oxford），2018，20（4）: 289-296.

130.牟洪超，崔书中.持续循环腹腔热灌注化疗治疗肝胆胰恶性肿瘤的临床应用.消化肿瘤杂志（电子版），2012，4（4）：223-227.

131.何坤，胡泽民，阮嘉后，等.肝切除联合腹腔热灌注化疗在肝癌自发破裂出血中的应用.肝胆胰外科杂志，2017，29（6）：464-467.

132.于建全，冯飞灵，沈洋，等.持续腹腔热灌注化疗治疗进展期胆管癌的临床疗效观察.第二军医大学学报，2017，38（5）：570-575.

133.高庆祥，冯飞灵，袁磊，等.腹腔热灌注化疗联合细胞减灭术对胆囊癌腹膜转移的临床疗效研究.中国肿瘤临床，2020，47（3）：140-144.

134.Leigh N，Solomon D，Pletcher E，et al. Is cytoreductive surgery and hyperthermic intraperitoneal chemotherapy indicated in hepatobiliary malignancies，World J Surg Oncol，2020，18（1）：124.

135.Hernandez DL，Restrepo J，Garcia Mora M. Peritoneal Metastasis of Cholangiocarcinoma Treated with Cytoreductive Surgery and Hyperthermic Intraperitoneal Chemotherapy at the Instituto Nacional de Cancerología，

Colombia. Cureus，2020，12（1）：e6697.

136. 崔书中，巴明臣，唐云强，等.腹腔镜辅助持续循环腹腔热灌注化疗治疗肝移植术后恶性腹水一例.中华肝胆外科杂志，2010，16（12）：905.

137. Amblard I，Mercier F，Bartlett DL，et al. Cytoreductive surgery and HIPEC improve survival compared to palliative chemotherapy for biliary carcinoma with peritoneal metastasis：A multi-institutional cohort from PSOGI and BIG RENAPE groups. Eur J Surg Oncol，2018，44（9）：1378-1383.

138. Feng F，Gao Q，Wu Y，et al. Cytoreductive surgery combined with hyperthermic intraperitoneal chemotherapy vs. cytoreductive surgery alone for intrahepatic cholangiocarcinoma with peritoneal metastases：A retrospective cohort study. Eur J Surg Oncol，2021，47（9）：2363-2368.

139. Berger Y，Aycart S，Tabrizian P，et al. Cytoreductive surgery and hyperthermic intraperitoneal chemotherapy in patients with liver involvement. J Surg Oncol，2016，113（4）：432-437.

140.Liu S，Zhong Z，Yi W，et al. Effect of Hyperthermic Intraperitoneal Perfusion Chemotherapy Combined with Radical Surgery and Capecitabine on Stage III Gallbladder Cancer. Can J Gastroenterol Hepatol，2021，2021：4006786.

141.Thorgersen EB，Melum E，Folseraas T，et al. Cytoreductive surgery and hyperthermic intraperitoneal chemotherapy for pseudomyxoma peritonei in a liver-transplanted patient：a case report. World J Surg Oncol，2018，16（1）：180.